Mario Tomaschek

DAS PUPPENHAUS

DER WEG IN DIE SCHIZOPHRENIE

novum
VERLAG

Bibliografische Information der Deutschen Nationalbibliothek:
Die Deutsche Nationalbibliothek verzeichnet diese Publikation in der Deutschen Nationalbibliografie. Detaillierte bibliographische Daten sind im Internet über http://www.d-nb.de abrufbar.
ISBN 978-3-85022-248-8

Lektorat: Mag. Nicole Matsch
Layout: hps-Satz, Weilerswist

Gedruckt in der Europäischen Union auf umweltfreundlichem, chlor- und säurefrei gebleichtem Papier.

www.novumverlag.com

INHALT

Vorwort

Als mir Herr Tomaschek, den ich von seiner ersten Aufnahme in die Psychiatrie kenne und dem ich seither, sowohl als behandelnde Ärztin als auch als Bewohnerin desselben kleinen Ortes, immer wieder begegnet bin, sein Manuskript zeigte, war ich überrascht und gespannt. Er hatte seine Krankheitsgeschichte niedergeschrieben um selbst besser damit klar zu kommen, erst später ist die Idee entstanden die Geschichte zu veröffentlichen.

Seine Geschichte, sein subjektives Erleben der Erkrankung, war für mich außerordentlich spannend, ja geradezu fesselnd, obwohl, oder gerade weil ich Teile daraus kannte; allerdings aus einer anderen Perspektive, eben der psychiatrisch-ärztlichen.

Seine Geschichte kann besonders für andere an Schizophrenie erkrankte Menschen hilfreich und interessant sein, vor allem aber ist zu hoffen, dass durch seine Geschichte möglichst vielen nicht Betroffenen diese Erkrankung etwas näher gebracht werden kann und dadurch etwas verstehbarer wird.

Um keine andere Erkrankung ranken sich so viele Mythen und Unwahrheiten, keine andere Erkrankung löst so viele Ängste aus und wirkt so stigmatisierend. Schizophrenie hat nichts mit gespaltener Persönlichkeit zu tun! Eine schizophrene Erkrankung ist charakterisiert durch die psychotische Symptomatik. Darunter versteht man eine Beeinträchtigung der Realitätskontrolle und die Schaffung einer neuen Realität. Es kommt zum Auftreten von Trugwahrnehmungen (Halluzinationen) aller Sinnesqualitäten (v.a. Hören, Sehen, Fühlen) und zur Wahnbildung (die Realität wird zwar richtig wahrgenommen, aber falsch interpretiert). Weiters charakteristisch sind Denkstörungen (begonnene Gedanken können nicht zu Ende gedacht werden, reißen ab, störende Gedanken schießen quer), Störungen der Aufmerksamkeit und der Konzentration und Ich-Grenzen-Störungen (das eigene Erleben wird als fremd erlebt, die Grenze zwischen dem Ich und der Umwelt ist durchlässig, Gedanken können eingegeben, entzogen, manipuliert werden). Zusätzlich kommt es zum Auftreten von Antriebsmangel und Interesselosigkeit, Sprachverarmung, Unfähigkeit Freude zu empfinden, Verarmung der Gefühle und zu sozialem Rückzug.

Die Schizophrenie ist eine relativ häufig auftretende Erkrankung, ca. 1 % der Bevölkerung hat irgendwann im Leben eine psychotische Symptomatik. Der Verlauf der Erkrankung kann jedoch sehr unterschiedlich sein, von vorübergehenden Episoden bis zu chronisch immer wiederkehrender oder chronisch fortschreitender Symptomatik. Ursächlich für die psychotische Symptomatik ist nach heutigem Stand der Wissenschaft ein Missverhältnis von Nervenbotenstoffen im Gehirn, ursächlich dafür dürften Erbanlagen und minimale Schädigungen des Gehirns z.B. durch Geburtsschäden, Infektionen und auch Drogen, vor allem Cannabis, sein. Als Auslöser für das Auftreten der Psychose spielt Stress eine große Rolle.

Die gute Nachricht ist: Schizophrenie ist gut behandelbar! In den letzten Jahren sind laufend neue, gut wirksame und nebenwirkungsarme Medikamente entwickelt worden. Leider fällt es vielen Betroffenen schwer die Erkrankung zu akzeptieren und eine Behandlung anzunehmen. Mit Behandlung ist aber oftmals ein weitgehend symptomfreies Leben möglich. Wichtig ist aber vor allem, dass Betroffene selbst, Angehörige und Umwelt gut über die Erkrankung Bescheid wissen. Dadurch kann Stress und damit Rückfälle vermieden werden. Dieses Buch möge dazu einen Beitrag leisten.

Dr. Katharina Zauner

Kapitel 1

Die Familie

Ich heiße Mario Tomaschek. Ich wurde in Österreich geboren. Mein Geburtsort ist Schärding. Ich lebe in einer kleinen Gemeinde namens Engelhartszell. Diese liegt eingebetet in einem Tal am Ufer der Donau, an der deutsch-österreichischen Grenze in Oberösterreich. Bis zum heutigen Tag ist Engelhartszell mein Heimatort. Diese Marktgemeinde hat 1180 Einwohner. Im Sommer lebt der Ort vom Tourismus, denn der berühmte Rad-Wanderweg von Passau nach Wien führt an meiner Heimatgemeinde vorbei. Im Winter ist es sehr ruhig hier, da es in Engelhartszell nicht viele Möglichkeiten gibt. Der Ort ist sehr gepflegt angeordnet und jeder Bürger lebt friedlich und beschaulich darin.

Jeder kennt jeden und alle kennen die Geschichten des anderen! Doch meine Geschichte kennt oder begreift nicht wirklich jemand aus diesem Ort. Für viele Menschen war es gar nicht wichtig oder viele haben eine lange Zeit nicht mal bemerkt, was in mir oder um mich herum vorging.

Damit bin ich auch schon bei meiner Familie angelangt! Diese besteht aus meiner Mutter Edith, aus meinem Vater Wolfgang, aus meiner Stiefmutter Marianne, aus meinem Bruder Andreas, aus meinen beiden Stiefbrüdern Mario und Ingo und meiner kleinen Halbschwester Katherina. Personen, die mir noch heute nahe stehen, sind mein Onkel Rudi und meine Tante Heidi und Ute, eine meiner Freundinnen, die mir noch geblieben ist.

Edith war eine Mutter, die sich für ihre Kinder aufgeopfert hat. Und nicht nur für ihre Söhne, sondern auch für die ihr nahestehenden Personen. Sie hat ihr letztes Hemd in ihrem Leben gegeben, damit es andern besser ging als ihr, fast wie Mutter Teresa. Nur mit dem Unterschied, dass Mutter Theresa für die Ärmsten da war. Edith wurde in Passau geboren und wuchs dort in der Altstadt auf, zusammen mit neun Geschwistern. Sie erlernte nach der Schule den Beruf Großhandelskauffrau. Nach der Hochzeit mit meinem Vater übersiedelte meine Mutter mit ihm nach Engelhartszell, wo sie meinen Bruder und mich zur Welt brachte. Nach zehn Jahren scheiterte die Ehe und wir wuchsen bei meiner Mutter auf. Nur an den Wochenenden waren wir bei unserem Vater und seiner neuen Familie. Meine Mutter wollte allen nur helfen, was sie auch tat. Doch sie wurde von den meisten nur ausgenutzt und vergessen! Sie trieb sich damit immer mehr in die Einsamkeit ihres Lebens. Und nicht mal ihre noch verbliebene kleine Familie wusste wirklich Bescheid. Viele wussten oder ahnten, dass ihr alles zu viel wurde, doch keiner kam ihr zur Hilfe.

Mein Vater Wolfgang wurde in Engelhartszell geboren. Nach der schulischen Ausbildung erlernte er den Beruf des Radio- und Fernsehmechanikers. Mein Vater Wolfgang ist eine sehr zielstrebige Person, die ihr gesetztes Ziel auch erreicht. Er ist ein sehr konservativer Typ, der keinen Fehler zugeben kann und nur wenige Schwächen zeigt. Mein Vater stellt in unserer Gemeinde eine Person dar, die von allen geschätzt und geachtet wird. Er hat sich alles in seinem Leben erarbeitet und das gibt er auch an alle andern so weiter.

Als sich mein Vater in eine Freundin meiner Mutter verliebte und sie auch aus diesem Grund verließ, war das das Ende unserer Familie.

Marianne, meine Stiefmutter, ist mit mir durch dick und dünn gegangen. Sie wurde an der deutsch-tschechischen Grenze geboren. Die heute Fünfzigjährige heiratete damals den Gendarmen Herbert und zog deswegen nach Engelhartszell. Sie bekam 1971 die Zwillinge Mario und Ingo, meine heutigen Stiefbrüder. Außerdem wurde 1990 meine Halbschwester Katharina von ihr geboren. Ich beschreibe sie am besten als Powerfrau, die sehr gefühlsbetont – wenn es aber sein muss, wie ein Vorschlag-Hammer – ihre Ziele verfolgt. Ihre Attraktivität steht in ihrem heutigen Alter außer Frage. Sie wurde für mich zu einer der besten Freundinnen, die ich jemals hatte, und das waren nicht viele in meinen bisherigen Leben. Sie begleitet mich durch die paranoide Schizophrenie wie ein schützender Engel. Ohne ihren Halt hätte ich es wahrscheinlich nicht geschafft mein Leben wieder in den Griff zu bekommen. Sie ist eine sehr korrekte Frau, die in jeder Lebenslage die positiven Aspekte hervorkehren kann.

Andreas ist mein leiblicher Bruder. Der heute Dreiunddreißigjährige war in seiner Jugend ein Hallodri und ein kleines Schlitzohr zugleich. Aber er hat sich geändert, er lebt heute in einem kleinen Ort nahe Wels, wo er eine Familie und eine eigene Firma gegründet hat. Andreas ist zu einer großartigen Person gereift, die von vielen geschätzt und geachtet wird. Ich war sehr oft eifersüchtig auf ihn und sein für mich vollkommenes Leben. Ich musste aber erkennen, dass wir zweierlei Lebenswege gehen. Ich den meinen und er den seinen. Was nicht heißt, dass sie sich getrennt haben. Durch das Lesen von speziellen Büchern, auf die ich im Laufe meiner Geschichte noch zurückkommen werde, hat er sich eine große Lebensweisheit angeeignet. Er hat auch bei einem Buch als Autor mitgewirkt. Andreas wurde mir durch sein Wissen zwar zum Verhängnis aber gleichzeitig half er mir bei der Lösung meiner Krankheit oder besser gesagt meiner Lebenskrise!

Meine beiden Stiefbrüder heißen Mario und Ingo. Die vierunddreißigjährigen, eineiigen Zwillinge leben heute in unserer Landeshauptstadt, in Linz. Von den Charakterzügen sind die beiden gleich, wie man das über Zwillinge oft hört. In meiner Geschichte kommen die beiden eigenartigerweise nicht oft vor. Trotzdem, muss ich sagen, haben mich die beiden in meiner Krankheits-Zeit (Lebenskrise) begleitet.

Katharina ist meine kleine Halbschwester, die in Schärding geboren wurde. Sie ist mittlerweile siebzehn Jahre alt. Kathi ist unser Nesthäkchen, aber sie hat ihren eigenen Kopf entwickelt, den sie auch durchsetzen kann. Sie ist von einem kleinen Wonneproppen zu einem jungen hübschen Fräulein herangewachsen. Kathi hat den Kopf meines Vaters und das Herz meiner Stiefmutter. Sie war für mich unter anderem wie ein Familien-Barometer.

Rudolf und Heidi sind meine nächsten Verwandten. Sie haben sich all die Jahre besonders liebevoll um mich gekümmert. Onkel Rudi ist ein Mensch, von dem man alles bekommt, solange man seine Gutmütigkeit und sein Vertrauen nicht missbraucht. Er behandelt mich wie seinen eigenen Sohn. Tante Heidi ist aus demselben Holz geschnitzt, sie hat einen liebevollen Charakter und ein Herz für das Gute in einem Menschen wie keine Zweite.

Das ist meine Familie, die ich vor der Krankheit schon hatte und die mir auch heute noch zur Seite steht.

Kapitel 2

Der Anfang

Es war vor neun Jahren am Muttertag. Mein Bruder Andreas und ich haben den Tag mit unserer Mutter Edith verbracht. Wir wollten ihr einen schönen Tag bereiten, wie jeder seine Mutter an diesem besonderen Tag feiert. Es war ein sehr schöner Tag. Der Frühling kehrte in unser Land ein. In der Luft lag ein Hauch von wachsendem Gras, die Sonne brachte ihre volle Wirkung zur Geltung. Die ersten Blumen streckten ihre Blüten der Sonne entgegen. Unsere kleine Familie, die aus meinem Bruder Andreas, mir und meiner Mutter Edith bestand, entschloss sich an diesem sonnigen Tag einen Frühjahrsspaziergang zu machen. Wir fuhren mit dem Auto zur nahe gelegenen „Schlögenerschlinge", welche bei uns als Naherholungsgebiet gilt. Die Donau zieht dort, eingebetet in ein Tal, eine Schlinge durch die Landschaft. Wir spazierten donauabwärts am Ufer entlang und sprachen über Gott und die Welt. Alles war in Ordnung, bis zu dem Zeitpunkt, wo wir bereits am Rückweg waren. Wie aus dem Nichts hörte ich plötzlich eine Stimme in mir, die mich zwar nicht erschreckte, aber mich besorgt machte. Denn sie sagte zu mir: „Sie wird gehen." Ich war verwirrt. „Wer wird gehen?", fragte ich mich. Ich dachte mir nichts dabei und ging mit den anderen beiden am Ufer entlang weiter. Als plötzlich wieder eine Stimme zu mir sagte: „Sie wird gehen!" Ich schaute um mich und als meine Mutter in mein Blickfeld kam, hörte ich wieder die Stimme, die zu mir sagte: „Sie wird gehen.“ Da wusste ich, diese Aussage betrifft meine Mutter.

Ab diesem Moment hat sich mein Leben um hundertachtzig Grad geändert. Das habe ich damals nicht für möglich gehalten. Ich dachte, ein Bus voller Engel oder besser gesagt ein Bus voller Teufel hätte mich gestreift. Oder war es nur eine Halluzination? Nein, das war etwas anderes, Höheres, dieses Gefühl, das ich in mir trug!

„Sie wird gehen“, welche Bedeutung sollte ich dem zumessen! Würde meine Mutter aus unserem Heimatort Engelhartszell weggehen oder würde sie von uns gehen? Meine Gedanken sausten von einem Ohr zum andern und darüber hinaus. Meine Mutter soll sterben, dachte ich mir! Da hörte ich wieder die beunruhigende Stimme in mir: „Ihre Zeit ist bald abgelaufen!“ Ich war verwirrt, erschrocken, aber nicht traurig. Dann fügte die Stimme noch etwas über meine Person hinzu. Ich müsste „weggehen von Engelhartszell.“ Ich trug ein Gefühl der Erschlagenheit in mir. Ich dachte: „Wieso sollte ich weggehen? Wieso muss sie von uns gehen? Sie ist doch gesund!“ Zumindest hatte es immer den Anschein. „Was ist hier bloß los?“, schoss mir durch den Kopf.

Meine Mutter Edith und mein Bruder Andreas merkten von alldem nichts. Sie genossen den schönen Tag an der Donau. Das merkte ich an ihren Gesichtern. Ich wollte dieses Erlebnis nicht wahrhaben, beziehungsweise nicht mehr näher darüber nachdenken, was mir auch gelang. Und so neigte sich dieser Muttertag dem Ende zu. Dieser Tag endete, so wie er begann, ruhig, friedlich und ganz normal, bis auf dieses eine Erlebnis!

Ich muss dazu sagen, dass ich an diesem Ort aufgewachsen bin und (für mich) alles dort hatte, wie meine Freunde Ute, Werner, Karin und Thomas. Mein gesamtes soziales Umfeld war in Ordnung. Ich hatte eine gute Arbeit in meinem Heimatort. Ich hatte zu dieser Zeit keine feste Beziehung mit einem Mädchen, das machte mir große Probleme. Aber dies sollte, im Nachhinein gesehen, das geringste Problem sein. Denn der Wahnsinn begann mit diesem kleinen Erlebnis im Mai 1997.

Ich dachte nicht länger über dieses Erlebnis nach. Und so vergaß ich es sehr schnell wieder, denn es hatte für mich keine weitere Bedeutung mehr. Beim Roten Kreuz machte ich zu dieser Zeit eine Ausbildung zum Sanitäter. Dies machte mir richtig Spaß und mein Engagement wuchs von Ausbildungsstunde zu Ausbildungsstunde. Das Team, unter der Leitung von Charli (Dienstführender beim Roten Kreuz Engelhartszell), wuchs immer mehr zusammen und so bestand bald mein ganzer Freundeskreis aus Rot-Kreuz-Sanitätern. Ich merkte, wie toll ich mich in dieser Gemeinschaft fühlte. Ich bestand die Sanitäter-Prüfung mit Bravour und wurde somit in den Kreis der Sanitäter aufgenommen. Mein Alltag zu dieser Zeit bestand nur noch aus Arbeit und Rotem Kreuz. Ich fühlte mich zum ersten Mal in meinem Leben total ausgefüllt und sicher in einer Gemeinschaft eingebettet. Deswegen sah ich auch keinen Grund meinen Heimatort zu verlassen. Ich wiegte mich in Sicherheit, doch es sollte alles anders kommen!

Am 25. 11. 1997, es war ein Dienstagmorgen, begannen meine Mutter und ich den Tag mit einem gemeinsamen Frühstück, wie jeden Arbeitstag. Es wurde nicht viel am Frühstückstisch geredet, da ich ein Morgenmuffel bin. Außerdem mussten wir uns beeilen, da unser Arbeitsbeginn um sieben Uhr war. Wir arbeiteten nicht in der gleichen Firma, aber in derselben Gemeinde, in Engelhartszell; meine Mutter Edith in einem Behindertenheim als Betreuerin und ich in der Druckerei S. als Drucker.

Der Vormittag verlief ganz normal und alltäglich. Zu Mittag trafen wir uns zu Hause zum gemeinsamen Mittagsmahl. Es war unser letztes Mahl. Denn als ich schon wieder in der Arbeit war, bekam ich einen Anruf von einer Arbeitskollegin meiner Mutter. Sie fragte mich, wo denn Edith bleibe, da sie Nachmittagsdienst hatte. Ich, für meinen Teil, konnte die Frage auch nicht beantworten, aber ich dachte mir, sie hat sich vielleicht zu einem Mittagsschläfchen hingelegt und ist dabei eingeschlafen. Das stimmte auch, aber ich hätte mir nie vorstellen können, dass das für immer sein würde!

Ich ging durch die Haustüre in mein Elternhaus und bemerkte eine ungewöhnliche Stille. Als ich dann ins Schlafzimmer kam, sah ich sie im Bett liegen. Ich erkannte an ihrem Gesicht sofort die Lage, sie hatte einen Kreislauf-Stillstand. Ein Urschrei ging von mir aus, der durch das ganze Haus schallte: „Nein MAMA, nein MAMA!!!" Ich handelte nach dem Lehrbuch und leitete die Sofortmaßnahmen bei einem Kreislauf-Stillstand ein. Während ich versuchte meine Mutter wiederzubeleben, merkte ich, dass ihr Körper nur noch eine leere Hülle war. Nach einiger Zeit trafen die ersten Hilfskräfte ein, darunter war auch mein damaliger bester Freund Hari. Er war fassungslos. Nachdem der Notarzt mit seinen Sanitätern eingetroffen war, entzog ich mich der Situation. Ich dachte mir, bis hierher und nicht weiter! Als ich schockiert draußen vor meinem Elternhaus auf der Stiege saß, kam der Gemeindearzt E. auf mich zu und sagte mir, dass es nicht gut um meine Mutter stehen würde! Da schoss es mir wieder durch den Kopf, dieses Erlebnis vom letzten Muttertag im Mai 1997. Ich war schockiert über den Tod meiner Mutter und über das Erlebnis am Muttertag, das wirklich eingetroffen war. Ich dachte mir, es sollte ein einmaliges Erlebnis bleiben.

Jetzt, neun Jahre später, denke ich mir, es wäre die einzige Möglichkeit gewesen mein Leben zu retten, wenn ich aus meinem Heimatort weggegangen wäre. Ich hätte auf diese Stimme hören sollen und alles hinter mir lassen, meinen eigenen Weg auf gut Glück in die Zukunft gehen, um nicht den für mich bestimmten Weg einzuschlagen. Aber meine Liebe zu dieser Ortschaft und mein Geborgenheitsgefühl hier waren größer als der Wunsch, vielleicht in Freiheit und Sorglosigkeit mein Leben zu gestalten. Ich war damals ein sehr harter Typ nach außen, aber im Inneren hatte ich einen weichen, ängstlichen Kern, der nach Sicherheit und Geborgenheit suchte.

Und jetzt? Wo war der einzige Mensch, der die nötige Liebe und die schützende Hand über mich gehalten hatte? Er war aus meinem bisherigen Leben geschieden. Tausend Fragen schossen mir durch den Kopf: WIE? WIESO? WARUM? WIE SOLL ES WEITERGEHEN? Ich hatte viele Fragen, doch keine Antworten für mich parat. Ich erlebte die nachfolgenden Tage wie in Trance. Ich funktionierte nur noch wie eine kleine Maschine, keine Gefühle hatte ich in mir zu verzeichnen, nicht mal ein Gefühl von Traurigkeit oder von Schmerz! Nichts, einfach nur die Leere! Doch es waren zum Glück sofort Personen aus meiner Familie für mich zur Stelle und hielten mich oben auf. Sogar mein Vater Wolfgang, der nur immer seine harte Seite zeigte, konnte aus heiterem Himmel Tränen fließen lassen. Das war übrigens das erste und letzte Mal, dass ich ihn weinen sah. Trotzdem verhielt er sich wie ein Vater aus dem Bilderbuch. Denn er wusste noch mehr, das ich zu diesem Zeitpunkt noch nicht ahnen konnte. Heute weiß ich, er wollte mich schützen, aber er konnte die Wahrheit nicht von mir abhalten.

In dieser schmerzlichen Zeit war mein einziger Gedanke mein Elternhaus zu übernehmen und darin eine eigene Familie zu gründen. Aber das war und wurde genau zum Problem! Denn mein Vater musste mir zwei Tage nach dem Tod meiner Mutter Edith die Wahrheit offenbaren. Das wurde zum zweiten Schock meines Lebens. Die liebenswerte, freundliche, zuvorkommende und hilfsbereite Edith hatte nicht einmal mehr das Geld gehabt sich einen Laib Brot beim Bäcker zu kaufen. Der Grund dafür war, dass sie eingedeckt war mit unsinnigen Versicherungen und zwei Verträgen von einer Timesharing-Firma. Doch der bedrückendste Brocken war, dass sie für ihre Schwester eine Bürgschaft auf das Haus unterschrieben hatte. Das Haus, das mir blieb, war so hoch belastet, dass ich nicht einmal wusste, ob ich es vor der Versteigerung bewahren konnte. Ich war voller Wut, ehrlich gesagt wäre ich am liebsten gegen diese Personen Amok gelaufen, aber mein Vater und seine Frau hielten mich von verbalen Übergriffen ab. Nichtsdestotrotz trauerte ich für die Menschen in Engelhartszell um meine Mutter und jeder Bürger unsere Gemeinde zeigte mir sein Mitgefühl. Aber in Wirklichkeit trauerte ich nicht, sondern war voller Wut. Und ich konnte diese Wut nicht zeigen, denn es ging ja schließlich um mein Elternhaus, das meiner Mutter so wichtig gewesen war.

Auf der Beerdigung meiner Mutter war der halbe Ort zu sehen um sie auf ihrem letzten Gang zu begleiten. Mein Bruder Andreas, mein Vater und ich gingen direkt hinter dem Sarg. Ich dachte mir, so, wie wir drei hinter dem Sarg nachgehen, ähneln wir der Familie Windsor. Zwei Monate zuvor war auch Prinzessin Diana zu Grabe getragen worden und Prinz Charles war mit seinen Söhnen dem Sarg ihrer geliebten Mutter gefolgt. Denn mein Vater und meine Mutter hatten seit ihrer Scheidung nur noch über das Gericht miteinander geredet. Ich war eigenartigerweise ein wenig stolz auf meinen Vater Wolfgang, dass er an unserer Seite den letzten Weg meiner Mutter beschritt. Als wir vor dem offenen Grab standen, wollte ich meiner Mutter noch gedanklich nachrufen: „Mama, das mit dem Haus ziehe ich ohne Kompromisse durch!“, was sich aber bald als großer Fehler herausstellen sollte. Durch die Hilfe meiner Stiefmutter Marianne, die am Gericht arbeitet, konnten wir eine Lösung finden. Diese sah so aus, dass mein Bruder Andreas auf seine Anteile größtenteils verzichtete und ich das Erbe alleine antreten sollte. Ich musste somit eine unbedingte Erberklärung abgeben.

Am Tag der Erbschaftsunterzeichnung waren meine Stiefmutter Marianne und ich unterwegs zu unserem ortsansässigen Notar um das Erbe anzutreten. Mit einer Unterschrift meinerseits sollte alles besiegelt und notariell beglaubigt werden. Doch bevor wir das Gebäude des Notars betraten, tauchte aus heiterem Himmel plötzlich wieder diese Stimme in mir auf. Sie sprach anfangs zu mir: „Unterschreibe nicht!" Ich empfand es fast als Warnung. Je näher wir zum Büro des Notars kamen, desto lauter wurde diese Stimme. Und sie sagte immer dasselbe: „Unterschreibe nicht!" Ich war verunsichert. Ich dachte mir, das kann doch nicht sein, schon wieder so ein Erlebnis. Hatte es nicht gereicht meine geliebte Mutter zu verlieren? Die Verunsicherung wurde immer größer, was sollte ich bloß tun? Wenn ich nicht unterschrieb, verstünde es keiner. Keiner meiner Angehörigen hätte das Verständnis aufbringen können, dass mir eine Stimme eingegeben hatte, ich solle meinen Lebensweg anderwärtig beschreiten und nicht unterschreiben. Einerseits dachte ich mir, was kann mir schon passieren, wenn ich das Erbe antrete? Für mein Wunschdenken kamen nur drei Dinge in Frage: das Haus zu renovieren, eine Familie darin zu gründen und ein glückliches Leben dort zu führen. Andererseits, würde ich nicht unterschreiben, was hätte ich dann? Auf jeden Fall kein Statussymbol. Mein damaliger kleiner Horizont zeigte mir meine drei Wünsche auf und so entschloss ich mich diese Stimme nicht zu beachten und meine Unterschrift zu leisten. Doch vor dem Eintritt in das Büro des Notars wurde die Stimme immer aggressiver. Sie schrie mich an: „Unterschreibe nicht!" Aber als wir beide im Zimmer des Notars standen, war die Stimme verschwunden! So wie sie gekommen war, war sie wieder gegangen, aus heiterem Himmel. Ich war kurzzeitig froh darüber.

Der Notar begrüßte uns mit freundlichen Worten, wir nahmen an einem runden Tisch Platz und er wies uns in die Erbschaft ein und las die Erbschaftserklärung laut vor. Nachdem der Notar mit seiner Erörterung fertig war, sollte ich meine Unterschrift zu dieser Erklärung leisten. Mit zittrigen Fingern ergriff ich den Füllfederhalter. Meine Gedanken kreisten um mich. Sollte ich unterschreiben oder sollte ich nicht unterschreiben? Ich setzte die Spitze des Füllfederhalters auf das Stück Papier und schrieb meinen Namen darauf. So schnell und einfach wurde ich Besitzer eines Hauses. Ich war richtig stolz auf mich. Es ist mein Haus, dachte ich mir! Doch nach diesem Gedanken kam wieder dieses Gefühl der Leere in mir hoch. Ich machte mir ein wenig Sorgen. Dieses Gefühl stellte sich wohl deswegen ein, weil ich um meine verstorbene Mutter noch trauern musste. Das glaubte ich in diesem Moment! Ich bedankte mich bei unserem Notar für diese Niederschrift und wir wünschten uns gegenseitig noch einen schönen Tag. Der schöne Tag sollte sich jedoch noch schlagartig ändern, denn als Marianne und ich die schmale, alte Steinstiege zum Ausgang des Gebäudes hinab stiegen, wurde dieses Gefühl der Leere immer größer und es kam mir vor, als schritte ich in ein dunkles Tal. Meine Hilflosigkeit stieg von Stufe zu Stufe. Die Ausgangstür des Notariats kam auf uns zu und ich dachte mir, diese Tür sei der Ausweg aus diesem Gefühl. Nach draußen, nur noch ins Freie! Doch es sollte noch eigenartiger werden.

Ich überschritt die Schwelle der Ausgangstür um für einen Moment die warmen Strahlen der Sonne zu spüren und darin zu baden. Als Marianne und ich vor dem Gebäude noch ein Gespräch über die weiteren Schritte führten, traf mich ein imaginärer Blitz, der mich vom Kopf bis zur Sohle durchdrang. Man kann es nur so beschreiben. Niemand konnte ihn sehen oder hören oder gar spüren. Nur ich spürte ihn. Ich erschrak unglaublich und innerlich versank ich im Boden vor Ängstlichkeit. Was in Gottes Namen war das?, fragte ich mich. Doch es war keine Stimme da, die mir eine Antwort dafür gab. Was sollte ich jetzt tun? Hätte ich es Marianne erzählen sollen oder nicht? Wenn ich es ihr erzählt hätte, hätte sie mich für verrückt erklärt. So schwieg ich darüber und Marianne bemerkte davon nichts. Sie gab mir das Gefühl, als wäre sie stolz auf mich. Und diese Maske behielt ich bei. Aber ich war von Angst umschlungen. Was würde jetzt passieren!? Was geschah da mit mir und um mich herum? Wie sollte ich mir dieses imaginäre Erlebnis erklären? Hatte ich mich durch dieses Erlebnis verändert oder meine Umgebung?

Meine Gedanken kreisten um diesen imaginären Blitz, der mich durchdrungen hatte. Mein Blick richtete sich Richtung Himmel, der mit einigen Wolken übersät war und ich fragte mich selbst: „War das Gottes Hand?“ Ich fand keine Antwort für mich dafür. So richtete sich mein Blick nach unten auf den Boden, der mit Steinen gepflastert war. Ich fragte mich wiederum, aber in einem anderen Wortlaut: „Oder war es des Teufels Hand!?“ Ich wusste es nicht. Aber da erhob sich mein geistiges Denken! Was ich dort oben im Büro des Notars unterschrieben habe, war viel mehr als eine Erbschaft für ein Haus. Es war eine Erbschaft eines Lebens, oder besser gesagt einer ganzen Lebensaufgabe! Heute bin ich mir sicher, es wäre die einzige richtige Möglichkeit gewesen auf diese Eingebungen zu hören und sich einen eigenen Lebensweg zu schaffen. Dafür war es aber jetzt zu spät! Ich hatte die Erbschaft angetreten.

Ich muss dazufügen, dass ich bis Dato ein nicht sehr religiöser Mensch gewesen war. Ich hatte zwar an einen Gott geglaubt, der durch den römisch-katholischen Glauben beschrieben wurde, aber niemals an eine Begegnung der dritten Art. Ich war der Ansicht, so etwas gäbe es nicht. Man hörte von solchen Ereignissen, aber dass es mich treffen würde, hätte ich mir nie in meinem Leben vorstellen können. Ich, ein realistisch denkender, gelernter Flachdrucker, sollte ein solches imaginäres Erlebnis der höheren Art gehabt haben? Ich wusste nicht mehr ein und aus. Doch dieses imaginäre Erlebnis auf dem Platz vor dem Notar-Gebäude sollte mein gesamtes Leben und meine Gedankenwelt schrittweise verändern.

Die nachfolgenden Tage belasteten mich noch sehr. Ich dachte noch ständig über dieses Erlebnis nach. Und außerdem fühlte ich mich in meiner Haut überhaupt nicht wohl. Ich ging nach einer Woche wieder zur Arbeit. Mein damaliger Chef, Reinhard S., war sehr verständnisvoll. Er teilte mich nur zu leichteren Arbeiten ein und meinte, wenn es mir nicht gut geht, sollte ich nach Hause gehen. Ich war bis zu diesem Zeitpunkt sehr zufrieden in dieser Firma und fühlte mich wohl. Aber es sollte auch in dieser Firma für mich alles anders werden. Das wird Ihnen in einem späteren Kapitel noch bewusst werden.

Beim Roten Kreuz war ich nach wie vor gerne gesehen und ging auch gerne auf die Dienststelle. Es waren dort viele Freunde von mir und Leute, die ich gerne um mich hatte. Durch den Tod meiner Mutter waren alle sehr besorgt um mich. Die Dienststelle des Roten Kreuzes Engelhartszell war ein willkommener Zufluchtsort, denn die Kollegen und Kolleginnen gaben mir das Gefühl, mich in einem alltäglichen Bereich zu bewegen, wie in einer Familie. Dieses Gefühl kann mir wohl jeder, der beim Österreichischen Roten Kreuz tätig ist oder war, auch bestätigen! Das Rote Kreuz ist eine große Familie! Ich zog es zunächst vor, die Rettungsdienste, die ich bis jetzt mit vollem Ehrgeiz und Stolz geleistet hatte, nicht fortzuführen, weil die Belastung nach dem Tod meiner Mutter noch zu groß war und die schmerzlichen Wunden noch frisch waren. So ging ich nur privat auf die Dienststelle. Mein Dienstführender Charli tolerierte dies und gab mir die nötige Zeit um mich zu erholen. Doch zu einer Erholungsphase kam es im darauf folgenden Jahr nicht mehr. Ich schlitterte immer mehr in eine Art schwarzes Loch. Das zeigte sich, indem ich mich immer mehr zurückzog und nur noch die wichtigsten Dinge erledigte.

Einen Tag, nachdem meine Mutter verstorben war, beschlossen mein Vater und dessen Frau Marianne mich bei sich aufzunehmen. Sie glaubten, dass mir der Abstand zum Haus, in dem ich meine Mutter gefunden hatte, gut tun würde, womit sie auch Recht hatten, denn ich konnte das Haus nur schwermütig betreten. Ich brachte jeden Gegenstand in meinem Elternhaus mit meiner Mutter in Verbindung und außerdem konnte ich den Geruch nicht ertragen, der sich darin ausgebreitet hatte. Es lag ein Hauch von einem Leichengeruch in der Luft, der in allen Zimmern vorhanden war. Eigenartigerweise nahm nur ich diesen Geruch wahr, denn mein Onkel und auch andere dementierten dies. Lag es an meinem Geruchsinn oder hatte es mit den mittlerweile drei Erlebnissen zu tun? Sobald ich aber das Haus verließ, hatte ich diesen Geruch nicht mehr in der Nase. Was sollte ich tun? Ich hatte ein Haus, auf das ich stolz war und wollte dieses nicht betreten! Ich musste eine Lösung für dieses Problem finden.

Die Tage zogen vorüber. Es waren drei Wochen vergangen, als ich im Haus meines Vaters und dessen Familie zu Bett ging und sofort einschlief. Ich hatte die letzten Wochen sehr schlecht geschlafen, doch an diesem Abend konnte ich wunderbar einschlafen und ich träumte. Ich war in unserem Ort einkaufen. Gerade als ich die Türe unserer Bäckerei öffnete, kam mir eine bekannte Person über den nahe gelegenen Orts-Hügel entgegengelaufen.

Der Mann schrie mir zu: „Mario, Mario, deine Mutter ist wieder da!“ Ich glaubte ihm im ersten Moment nicht, doch sie kam über den Hügel herauf in einem hell strahlenden Engelskleid! Ich dachte mir, sie kommt auf mich zu, doch meine Mutter bog in die vor mir liegende Querstraße ein und entfernte sich immer mehr von mir! Da erwachte ich. Ich war verwirrt. War mir meine Mutter im Traum erschienen, konnte das sein?! Ich behielt es für mich, wie alle diese Erlebnisse. Ich dachte mir durch diesen Traum, dass es ihr wenigstens gut gehe. Wo sie jetzt auch immer war, ich musste meinen Kampf ganz alleine austragen.

Am nächsten Morgen stieg ich aus dem Bett, doch es hatte sich nichts geändert. Dieses Gefühl der Leere und Hilflosigkeit wuchs weiter in mir. Ich dachte mir, dass ich mehr Zeit brauche, um diesen schrecklichen Verlust wieder auszugleichen. Und so schaffte ich wieder einen Arbeitstag, einen um den nächsten. Doch dieses Gefühl der Verlorenheit und Leere in mir wurde nicht weniger! Zudem kamen auch kleine Streitigkeiten mit meinem Vater Wolfgang auf, zum Beispiel darüber, wie ich den alltäglichen Gebräuchen nach in seinem Haushalt zu leben hätte. Das stank mir sehr, denn ich wollte mir als Neunzehnjähriger keine Vorschriften mehr machen lassen. Ich musste eine Entscheidung treffen für mich und mein so genanntes Leben. Diese Entscheidung sah so aus, dass ich in mein Haus, nach fünfwöchiger Erholungsphase, wieder einziehen würde und mein eigenes Leben gestalten wollte! Doch da nahm das Drama seinen Lauf.

Schon beim Überschreiten der Haustürschwelle überkam mich ein Gefühl der Angst und diesen Totengeruch hatte ich auch noch in der Nase. Ich dachte mir, ich würde mich von nichts und niemandem aus meinem Haus vertreiben lassen. Trotzdem verstand ich nicht, was hier in diesem Haus eigentlich los war oder mit mir! Ich beschloss dagegen vorzugehen, indem ich mich so viel wie möglich in dem Haus aufhielt. Doch das war gar nicht so einfach, denn am Tag war ich die meiste Zeit auf meiner Arbeitsstelle und hatte eine Beschäftigung. Ich war einfach nur abgelenkt von meiner Trauerphase. Doch als ich alleine im Haus war und alles um mich herum von Erinnerungen an meine Mutter geprägt war, überkamen mich Weinkrämpfe. Als meine Tränen aber versiegten, wurde mein Wohlgefühl nicht besser. Im Gegenteil, ich fühlte mich schlechter denn je. Ich kam mit mir selber nicht mehr klar. Aber meine Gedanken trieben mich nach vorne, vom Tag der Gegenwart zum nächsten darauf folgenden! So hatte ich wenigstens das Gefühl, wie auf einer Leiter von Sprosse zu Sprosse zu klettern. Ob sie nach oben oder nach unten führten, das wusste ich damals nicht! Aber ich hatte ein wenig Sicherheit gefunden. Zumindest funktionierte ich so, dass ich einen ganzen Tag arbeiten konnte.

Doch am schlimmsten wurde es am Abend, das Alleinsein machte mir zu schaffen. Und so merkte ich, wie sich meine Gedanken änderten. Es drehte sich, als ich mich so alleine in den Zimmern meines Hauses bewegte, plötzlich um Geistergeschichten! Aber nur, wenn ich alleine war. Ich war fassungslos, jetzt spielte mein Verstand auch noch verrückt. Wenn ich mich abends im Bett überhaupt zum Einschlafen bewegen wollte, kamen solche Geschichten in mir hoch. Und dazu kam auch noch die Furcht; nicht vor etwas Bestimmtem, sondern einfach nur Furcht. Was war los!? Ich hatte noch nie vor etwas oder vor jemandem Furcht verspürt, auch wenn derjenige schon verstorben gewesen sein sollte. Ich war unglaublich verzweifelt, doch ich berichtete niemandem von meinen Erlebnissen oder meiner Gefühlswelt, denn es hätte niemand verstehen und begreifen können. Mir ging es einfach nur schlecht. Ich bekam mein Leben nicht mehr in den Griff. Diese imaginären Erlebnisse häuften sich immer mehr und mein Denken änderte sich. Hatte es mit dem Tod meiner Mutter zu tun oder gar mit dem Haus? Ich, mit meinem begrenzten Verstand, konnte mir diese Frage nicht beantworten, doch ein Außenstehender hätte mir auch keine Antwort liefern können. Und so schwieg ich über dieses Thema, es war ja auch gar nicht die Realität. Aber es sollte Realität für meine Person werden! Denn als ich mich wieder zum Rettungsdienst einteilen ließ, sollte ich ein Erlebnis der besondern Art haben.

Es war an einem Freitagabend, als ich mich zum Nachtdienst einteilen ließ! Mein Kollege und ich traten den Dienst mit der täglichen Inspektion des Rettungswagens an. Ich hatte ein komisches Gefühl in der Magengrube, konnte dieses Gefühl aber nicht richtig deuten. Ich führte es aber darauf zurück, dass es mein erster Dienst seit dem Tod meiner Mutter war und ich etwas nervös war. Alles verlief ganz normal, wir richteten das Auto für eine notwendige Einsatzfahrt oder einen Krankentransport her. Nachdem wir das nötige Inspektionsprotokoll ausgefüllt hatten, begaben wir uns in den Wohnbereich der Dienststelle um auf einen möglichen Einsatz zu warten. Es dauerte nicht lange, da ertönte der Alarm über den Einsatzpiepser. Es lautete über die Leitstelle: „Dringender Einsatz, Verdacht auf einen Herzinfarkt." Der Adrenalin-Spiegel stieg bei uns beiden an. Wir holten uns per Telefon die Einsatz-Koordinaten und sprangen ins Rettungsauto. Mit Blaulicht und Martinshorn fuhren wir zum Einsatzort. Die Fahrt zum Patienten war immer die ungewöhnlichste Zeit des ganzen Einsatzes, da man nicht wirklich wusste, in welcher Notlage sich der Patient befand. Wir kamen beim Einsatzort an, wo der Arzt K. seine Diagnose bereits getroffen hatte. Der Patient hatte einen Herzinfarkt bzw. Angina Pectoris (die Vorstufe zu einem Herzinfarkt). Mein Kollege und ich versorgten den Patienten nach unserem Sanitätswissen und der Arzt K. verabreichte noch eine Infusion. Wir luden ihn ins Auto ein und fuhren mit dem Patienten dem Notarztwagen vom Bezirk Schärding entgegen. Es war ein Routine-Einsatz, alles lief wie im Lehrbuch ab und ich fühlte mich gut dabei. Kein imaginäres Erlebnis! Ich dachte mir, ich stünde wieder im Leben. Doch es sollte anders kommen, denn zwei Tage nach dem Einsatz, als ich im Bett lag und einschlafen wollte, erlebte ich urplötzlich die Symptome einer Angina Pectoris in mir. Ich brach in Panik aus. Ich hatte Angst um mein Leben und verspürte Todesängste. Sollte es jetzt zu Ende sein, mein kleines Leben?! Nein! Ich wählte die Nummer 144, den Notruf des Roten Kreuzes. Man schickte mir das Rettungsauto der Dienststelle Engelhartszell. Meine eigenen Kollegen kamen und ich wurde zum Patienten. Ich schämte mich, aber die Anzeichen für eine Angina Pectoris waren da. Ich brachte es zwar in Verbindung mit dem letzten Einsatz, sah aber keinen Zusammenhang zwischen mir und dem Patienten. Meine Kollegen fuhren mich ins Krankenhaus Schärding, wo ich untersucht wurde. Die Ärzte im Krankenhaus stellten nach ihren Untersuchungen keine Angina Pectoris fest. Sie meinten auf meine Frage hin, was es denn gewesen sein könnte, es wäre eine „Panik-Attacke", welche in meinem Zustand nichts Außergewöhnliches sei. War das eine einmalige Sache oder würde es sich häufen!? Ich war verwirrt und unter anderem verzweifelt. Die Ärzte stempelten es als Panik-Attacke ab, aber wie es dazu gekommen war, wussten sie nicht und ich konnte es ihnen beim besten Willen auch nicht erklären. Jetzt spielte mein Köper auch noch verrückt! Es war eine Panik-Attacke, dies wurde schon korrekt diagnostiziert. Im Nachhinein wusste ich es auch, aber hatte es etwa doch etwas mit dem Einsatz zu tun gehabt? Gab es einen Zusammenhang zwischen dem Angina-Pectoris-Patienten und mir? Mein Horizont und meine Denkweise waren viel zu beschränkt um dieses Erlebnis zu erklären. Ich fragte mich, wo das noch hinführen würde. Es kam mir keine Antwort in den Sinn und eine imaginäre Stimme antwortete mir auch nicht. War ich verrückt geworden? Eine Angst stieg in mir hoch. Ich, der lebenslustige Mario, sollte zusehen, wie mein Leben den Bach hinunterging?

Irgendwie schaffte ich es in den darauf folgenden Tagen, dieses Erlebnis wegzustecken und nicht mehr darüber nachzudenken. Als ich aus dem Krankenhaus entlassen wurde und wieder zu Hause war, fasste ich neuen Mut. Ich konnte aber aus nichts mehr Kraft schöpfen. Mir ging es einfach wiederum nur schlecht, aber irgendwas in mir hielt mich so weit oben auf, dass ich zumindest meinen Alltag bewältigen konnte. Auf der Dienststelle und bei meinem Freundeskreis ließ ich mich die nächsten Tage nicht blicken. Der Grund war, dass ich mich schämte! Doch ich merkte in den nächsten Tagen, dass es nur ein Gefühl meinerseits war. Sie waren zwar alle etwas verwundert, aber sie traten mir gegenüber herzlich auf. Ich machte mir keine Sorgen mehr über mein Schamgefühl. Trotzdem änderte sich meine Gefühlslage nicht wirklich.

Einige Tage nachdem ich aus dem Krankenhaus entlassen worden war, streifte mich die zweite Panik-Attacke. Ich war gerade mit einem Druckauftrag in meiner damaligen Firma beschäftigt. Mir ging es gefühlsmäßig nicht gut und das merkten auch meine Arbeitskollegen. Nichtsdestotrotz ließen sie mich in Ruhe. Wie gesagt, ich war in die Arbeit eines Druckauftrages vertieft, als mir plötzlich etwas die Kehle zuschnürte und ich nach Luft zu ringen begann. War es nur ein Gefühl oder gar wieder ein imaginäres Erlebnis? Ich war nicht in der Lage es zu unterscheiden, denn ich geriet wieder in Panik! Das heißt, mein Adrenalin-Spiegel stieg an. Mein Herz begann rasend schnell zu schlagen und das Blut in meinen Adern, so hatte es für mich den Anschein, kochte! So flüchtete ich schlagartig und in Panik aus der Firma. Ich wollte nur noch nach

Hause, in mein kleines Schneckenhaus, um endlich zur Ruhe zu kommen! Aber als ich mich in meinem Haus ins Bett legen wollte, spukten plötzlich wieder diese Geistergeschichten in meinem Kopf herum. Ich fand keinen Winkel im Haus, wo sich eine Besserung zeigte. So flüchtete ich wiederum, zu meiner Tante ins Nachbarhaus! Als ich es betrat, waren die Symptome verschwunden und mein Kopf war frei von Geschichten. Ich kam mir vor, als würde jemand meine Seele mit einem Vorschlaghammer prügeln.

Ich konnte es ohne Hilfe nicht mehr schaffen. Ich musste mich jemandem anvertrauen. Es gab dafür nur eine Person. Es war meine Stiefmutter Marianne, sie war die Einzige, gegenüber der ich das nötige Vertrauen aufbringen konnte. Marianne ist nicht nur eine sehr gute Stiefmutter, sondern sie wurde über die Jahre eine beste Freundin von mir. Das zeigt sich im Laufe meiner Geschichte noch. Ich suchte also das Gespräch mit ihr, das mich vielleicht innerlich ein wenig befreien sollte. Ich erzählte ihr nicht alle meine imaginären Erlebnisse, die mir widerfahren waren, aber ich vermittelte ihr einen Überblick über meine Situation und dass meine Person sich nicht wohlfühlen würde in dem Haus. Sie hörte mir aufmerksam zu, doch verstanden hat sie es nach heutigen Gesprächen wohl nicht ganz. Doch Marianne kam, trotz der verwirrenden Geschichten und Erzählungen meinerseits, zu einer scheinbar guten Lösung. Sie war der Meinung, dass ich von den Gegenständen, die im Haus ihren Platz hatten und der Trostlosigkeit in den Zimmern, erdrückt wurde. Sie fügte weiters hinzu, diese Umgebung würde sich nicht gut auf meine Psyche auswirken und ich hätte aus diesem Grund Panik-Attacken. Aber dieses Gespräch brachte keine Erleichterung in meinem Herzen, jedoch wurde eine akzeptable Lösung für mich gefunden. Denn Marianne sprach dieses Thema bei meinem Vater

Wolfgang an. Nach dem Bericht meiner Stiefmutter Marianne entschied mein Vater: Wir bauen dieses Haus um und renovieren es. Das ist mein Vater, in kürzester Zeit schlagkräftige Entscheidungen zu treffen ist ein Leichtes für ihn! Mir war diese Idee auch schon gekommen, doch ich konnte weder die Kraft noch das nötige Know-how aufbringen. Mit der Hilfe meines Vaters und unter Mithilfe der ganzen Familie sollte dieses Projekt Früchte tragen. Ich zog also wieder in das Haus meines Vaters ein, was für mich die einzige Lösung war um den imaginären Erlebnissen entgehen zu können. Doch ich sollte erfahren, dass dies nur für eine gewisse Zeit möglich war. Meine Gefühlswelt war nicht in Ordnung. Das ständige Gefühl der Leere und Hilflosigkeit breitete sich in mir nach wie vor aus. Musste ich lernen damit zu leben? Das ständige Thema, der Tod, wucherte in mir wie wachsendes Unkraut! Ich konnte mich nicht von meiner verstorbenen Mutter lösen, oder wie ich heute der Meinung bin, der Tod von Edith war der Auslöser für meine verzweifelte Lage. Doch das Leben sollte für mich eine Lösung parat haben!

Kapitel 3

Der Umbau

Es war im Frühjahr 1998, als wir die Entscheidung trafen mein Haus umzubauen. Die Planungen für die Renovierung gingen zügig voran. Unter anderem aus dem Grund, da sich mein Vater mit ganzem Einsatz daran machte. Es war schließlich auch einmal sein Elternhaus, in dem er einst aufwuchs. Aber ohne seine Mithilfe wäre dieses Projekt wahrscheinlich nie fertig gestellt worden, denn der Aufwand das Haus umzubauen, verschlang nicht nur Geld sondern auch die nötige Kraft und Ausdauer.

Wir räumten das Erdgeschoss völlig aus. Das hieß, jeder Gegenstand, der mich an meine Mutter erinnerte, verließ das Haus. Und noch mehr! Ich kam in den Glauben, dass sich so meine Lage verbessern würde. Dem war aber nicht so, denn meine Gefühlswelt war immer noch in einem Zustand der Hilflosigkeit. Ich dachte mir, sie würde sich erst bessern, wenn der Umbau fertig war, aber mit jeder Mauer, die wir umschlugen, trug ich ein Gefühl der Veränderung in mir. Meine Familie, meine Freunde und ich schafften es, das Erdgeschoss in weniger als zwei Tagen in einen Rohbau zu verwandeln.

Außerdem fragte ich mich, für wen ich dieses Haus renovierte! Ich stellte mir meine Zukunft in diesem Haus eifach schön vor, dann würde es schon so werden. Ich setzte den anderen gegenüber eine Maske auf um keine der Personen um mich zu beunruhigen. Die Personen aus meiner näheren Umgebung, wie meine Familie, merkten schon, dass es mir nicht gut ging, aber sie waren wohl genau so hilflos und machtlos wie ich. Einige Tage nachdem der Umbau am Haus begonnen hatte, ging es mir immer schlechter. Ich hatte das Gefühl der totalen Überforderung, trotz der Hilfe meiner Familie. Mein Verstand war zwar sonnenklar, doch mein Körper spielte wieder verrückt. Das zeigte sich, indem ich unglaubliche viszerale Schmerzen hatte (nicht zu lokalisierende Schmerzen). Ich hatte mich so weit unter Kontrolle, dass ich sie ruhig über mich ergehen ließ um nicht wieder in Panik zu geraten und um keine weitere Panik-Attacke davonzutragen. Denn es war immer dasselbe Schema gewesen, aus dem sich eine Panik-Attacke bei mir entwickelt hatte. Das fiel mir jedenfalls auf. Zuerst hatte ich irgendwelche viszeralen Schmerzen, dann fand ich keinen Grund dafür. So spann ich mir eine Geschichte zusammen, dass dies eine Wirkung von höheren imaginären Mächten sei und ich so in Panik geriet. Die Panik-Attacke war fertig. Ich war der Sache somit immer ausgeliefert. So kam es, dass die Renovierungsarbeiten meines Hauses nur noch schleppend voran gingen. Den Rettungsdienst aber vernachlässigte ich nicht, im Gegenteil, ich leistete noch mehr Dienste und machte gleichzeitig noch die Ausbildung zum Sanitätsgehilfen, die etwa sechzig Kilometer weit weg in Wels stattfand. Ich wollte aus tiefstem Herzen einen Schritt in irgendeine Richtung machen um zumindest von den imaginären Erlebnissen befreit zu werden. Doch es wurde noch eigenartiger!

Es war dieses Mal ein Tagdienst, den ich geleistet hatte. Dieser begann um sechs Uhr morgens mit den üblichen Routine-Inspektionen des Rettungsautos. Ich war hell wach und auch ausgeschlafen, denn ich war am Vortag früh zu Bett gegangen. Mein Kollege legte sich noch etwas aufs Ohr, während ich die Morgensendungen im Fernsehen schaute, als mich aus heiterem Himmel eine gedankliche Vision streifte und im darauf folgenden Moment die Leitstelle den Alarm auf dem Einsatz-Piepser auslöste. Im ersten Moment war ich fassungslos, doch dann hatte ich mich wieder unter Kontrolle. Mein Kollege holte via Telefon die Einsatz-Koordinaten. Doch bevor er den Hörer des Telefons abnahm, wusste ich schon, wo der Einsatz uns hinführen würde. Nämlich in unseren Höhen-Ort Stadl, zu einem Bauernhof. Es hieß dann laut Leitstelle, „bewusstlose Person", ich wusste hingegen, dass der Patient einen epileptischen Anfall hatte. Da war die Neugierde bei mir plötzlich größer als die Nervosität. Wir fuhren also zum Einsatzort nach Stadl, wo der Gemeindearzt K. schon vor Ort war und seine Untersuchungen abgeschlossen hatte. Er berichtete uns, den Sanitätern, dass der Patient einen epileptischen Anfall gehabt hatte. Meine Verwunderung steigerte sich ins Unermessliche. Konnte ich hellsehen oder war dies schon wieder ein imaginäres Erlebnis? Ich fand keine Antwort darauf, außerdem war ich zu beschäftigt mit den Sanitätsmaßnahmen beim Patienten. Doch wiederum einige Tage später, als ich schon im Bett lag, fing mein Körper zu zucken an und das wurde so heftig, dass es einem Krampfanfall nahe kam. Aber ich wusste, dass dies kein Krampfanfall war. Ich konnte mich so unter Kontrolle halten, dass ich nicht in Panik geriet und so verflüchtigte sich dieser so genannte Krampfanfall. Es musste – so eigenartig es auch klingt – etwas mit dem Einsatz zu tun haben. Ich war den imaginären Erlebnissen hilflos ausgeliefert und ich hatte mittlerweile auch Angst davor.

Einige Tage später sprach mich Marianne auf mein Befinden an. Ich berichtete ihr, dass es mir sehr schlecht ging und ich ein Erlebnis der dritten Art gehabt hatte. Sie glaubte mir nicht wirklich, denn mit ihrem realistischen Denken dachte sie an einen epileptischen Anfall, da meine verstorbene Mutter auch an Epilepsie gelitten hat. So entschied meine Stiefmutter Marianne, dass ich mich in ein Krankenhaus nach Linz begeben sollte um mich von Kopf bis Fuß untersuchen zu lassen. Diesen Rat habe ich auch befolgt, denn meine körperlichen Beschwerden mussten doch eine Ursache haben. Das nahm ich zumindest an.

Auf der neurologischen Station des Krankenhauses der Barmherzigen Schwestern in Linz ließ ich zahlreiche Untersuchungen über mich ergehen. Ich war zu dieser Zeit sehr ängstlich, da ich sehr fantasievolle Gedanken in mir trug und ich Angst vor einer schweren Krankheit hatte. Doch nach einer Woche lagen die Untersuchungsergebnisse vor. Laut den Ärzten des Krankenhauses fehlte mir gar nichts Körperliches, ich war völlig gesund! Wie sollte ich dann die Symptome meines Köpers deuten? Die Ärzte meinten auf diese Frage hin, ich sei psychisch angeschlagen und hätte wahrscheinlich ein Burn-out-Syndrom davongetragen. Na toll! Zuerst hatte ich laut Ärzten Panik-Attacken und jetzt sollte es ein Burn-out-Syndrom sein? Ich verlor immer mehr das Vertrauen zu unserer heutigen Schulmedizin. Mir fiel an der Gesamtsituation auf, dass etwas nicht stimmte. Aber wie sollte ich mich aus dieser Situation befreien? Ich hatte keine Antworten parat. Beim weiteren Abwiegen meiner Lage kam mir sogar in den Sinn, meine Rot-Kreuz-Sanitäterschaft zu quittieren. Aber das kam für mich nicht in Frage, denn ich hatte mein gesamtes soziales Umfeld auf dieser Rot-Kreuz-Dienststelle gefunden. Außerdem fühlte ich, dass meine Zeit beim Roten Kreuz noch nicht vorbei sein konnte. Denn ich glaubte, ich würde dort eine Freundin finden. Was sollte ich bloß tun?

Durch Zufall erzählte mein Bruder Andreas der Schwester meiner Mutter von meinen Beschwerden. Diese meinte dazu, dass es einen Psychologen in Passau gäbe, der meinem Onkel auch schon geholfen hätte. Mein Bruder berichtete mir von dem Gespräch und redete auf mich ein, dass ich bei Herrn Mader einige Sitzungen in Anspruch nehmen solle. Ich weigerte mich anfangs, denn ich wusste, dass er mit dem positiven Denken arbeitet. Und das war absoluter Humbug für mich. Aber durch die Überredungskünste meines Bruders beugte ich mich. Im Nachhinein betrachtet, war das eine sehr gute Entscheidung!

Ein paar Tage später hatte ich auch schon einen Termin bei Herrn Mader. Herr Mader hatte seine Praxis in der Altstadt von Passau. Eigenartigerweise war diese in derselben Straße, in der meine Mutter Edith aufgewachsen war. An dem Tag, an dem ich den Termin zur ersten Sitzung bei ihm hatte, stand ich vor dem Gebäude, als mir eine Stimme einsagte: „Er wird dir helfen können!“ Ich glaubte der Eingebung nicht, denn ich dachte mir, mir könne kein Mensch helfen. Ich betrat verunsichert das alte Gebäude, das um die Jahrhundertwende erbaut wurde und klingelte bei seiner Praxis. Die Türe öffnete sich und ein Mann um die vierzig mit schütterem Haar und Cordhose stand vor mir. Ich musste mir das Lachen verkneifen, denn er sah irgendwie witzig aus. Und der soll mir helfen können?, dachte ich mir. Herr Mader bat mich hinein und ich nahm auf einem seiner Sessel Platz. Die Praxis war rustikal eingerichtet, zu meiner Rechten stand ein alter Apothekerschrank und zu meiner Linken standen Lautsprecher. Er fragte mich, wo meine Beschwerden lagen. Ich war so verwirrt, dass ich nicht wusste, wo ich anfangen sollte. Ich erzählte ihm meine Geschichte so, dass die imaginären Erlebnisse nicht darin vorkamen. Denn dazu brauchte ich erst noch etwas Vertrauen. Ich berichtete ihm von den Panik-Attacken und von einem Burn-out-Syndrom, das ich laut Ärzten davongetragen haben soll. Weiters beschrieb ich ihm meine Gefühlswelt so gut es ging, denn diese war vollkommen durcheinander geraten.

Herr Mader hörte mir aufmerksam zu und ging nach meinen Erzählungen für einen Moment nachdenklich in sich. Er sprach mit hoffnungsvoller Stimme auf mich ein und erklärte mir, dass diese Symptome meines Körpers nicht auf eine Krankheit zurückzuführen sind. Ich war erstaunt, dass jemand mir Glauben schenkte und mich nicht für verrückt hielt. Herr Mader fügte weiters hinzu, er würde mich aufnehmen und es bedürfe etwa zehn Sitzungen bei ihm um die Sache beim Kopf anzugehen.

Er sagte zu mir, dass es mir anfangs noch schlechter dabei gehen würde und machte mir einen Termin für die darauf folgende Woche. Als ich die Praxis verlassen hatte und vor der Eingangstür stand, fühlte ich mich am Boden und konnte mir nicht vorstellen, wie er mir helfen sollte. Mir kam in den Sinn, wie er zu mir sagte: „Herr Tomaschek, Ihnen wird es noch schlechter gehen!“ Ich fragte mich, wie es mir noch schlechter gehen konnte. Da meldete sich wieder meine Stimme zu Wort: „Er weiß wie!“ Ich war etwas erstaunt, aber ich wollte an die Richtigkeit dieser Worte glauben, denn alleine, glaubte ich, konnte ich es nicht mehr schaffen. Ich konnte mir nicht im Geringsten vorstellen, dass er mir ins Leben zurück helfen konnte. Aber Herr Mader sollte mir nicht in mein Leben zurück helfen, sondern er ermöglichte mir nach vorne zu blicken in eine fröhliche Zukunft!

Wie das funktionierte, beschreibe ich am besten so, wie es mir widerfahren ist. Die Sitzungen liefen im Grunde so ab, dass sie in zwei Teilen gegliedert wurden. Der erste Teil war ein Gespräch zwischen dem Therapeuten und mir. Es wurde besprochen, was mich beschäftigte und was sich in der letzten Woche so angestaut hatte. Der zweite Teil war eine Entspannungsübung, eine Art von Teilhypnose nach Alice Miller. Ich begann die Therapie bei Herrn Mader und er sollte Recht behalten. Mir ging es immer schlechter. Ich rutschte immer tiefer und tiefer in mich selbst. Immer öfter fühlte ich mich, als wäre ich von toten Menschen, beziehungsweise deren Seelen umgeben. Ich fühlte mich immer mehr alleingelassen und dachte, die Menschen um mich hätten sich mir entzogen. In Wirklichkeit aber habe ich mich den Menschen entzogen. Das heißt, ich merkte, dass ich einen Weg abseits der uns bekannten Realität ging. Wo er hinführen würde, wusste ich nicht. Ich bemerkte aber, dass es sich bei mir um zwei wichtige Dinge drehte. Es gab eine bewusste und eine unbewusste Seite an mir. Wie Herr Mader es machte, wusste ich selber nicht, aber er trieb mich immer tiefer an einen Ort in meinem Inneren. Es war ein Ort, der mir absolut fremd vorkam. Ich war zuvor noch nie so tief in mich gegangen und ich war noch nie in meinem Leben so von dem Gefühl der Angst umgeben gewesen. Die Angst nahm mich so sehr in Anspruch, dass ich nicht wusste, wo ich angelangt war. Aber ich trug ein positives Gefühl in mir, ich wusste eigenartigerweise, dass mir nichts passieren konnte, weder von der irdischen Seite noch von der imaginären Seite. Ich spürte, dass ich von dem Gefühl der neutralen Angst umgeben war. Erst nach Beendigung der Therapie kam mir in den Sinn, warum mir nichts passieren konnte, denn ich wurde von einem schützendem imaginärem Raum umgeben. Das zu erkennen war schlimm für mich, da es für mich den Anschein hatte, dass meine Lage zum Dauerzustand wurde und ich keinen Ausweg aus diesem Zustand finden würde. Meine Empfindungen verschlimmerten sich immer mehr. Ich kam mit meinen Urängsten = Todesängsten in Berührung. Ich wusste, ich war am tiefsten Punkt, im Tal der Tränen, angelangt! Herr Mader beruhigte mich immer wieder und vermittelte mir das Gefühl der Zuversicht. Es war meine Bestimmung, dass ich einige Zeit dort verweilen musste. Anfangs, als ich an diesem Ort der Angst angelangt war, konnte ich meinen Beruf zeitweilig nicht mehr ausüben. So ging ich für einige Tage in den Krankenstand, der mich vor äußeren Einflüssen schützen sollte. Ich kasernierte mich in meinem seelischen Schneckenhaus und gleichzeitig in dem Zimmer im Haus meines Vaters. Ich verließ es nur, wenn es unbedingt nötig war, denn die Angst saß mir so im Nacken, dass sie auch vor mir selbst nicht Halt machte. Ich hatte mich so tief in mich selbst begeben, dass ich schließlich und endlich ANGST VOR DER ANGST hatte!

Trotz allem konnte ich dem Ganzen noch einen positiven Aspekt abgewinnen. Ich konnte mich plötzlich mit der in mir befindlichen Stimme unterhalten und sie gab mir zu meiner Verwunderung korrekte, fast übernatürlich wahrheitsgetreue Antworten auf meine Fragen. Ich hatte den Eindruck, als sei diese Stimme nur für mich zuständig und für keinen anderen Menschen dieser Erde. Sie beantwortete mir nur Fragen, die meine Person betrafen. Dies war für mich, wie wenn ein Engel mir zu Hilfe kam! Es ging in diesem Gespräch darum, warum ich in eine solche Lebenslage geraten war. Ich war so verunsichert und besorgt darüber, dass ich meinem Therapeuten Herrn Mader schließlich von meiner inneren Stimme erzählte. Er redete auf mich ein und drehte mich in eine gedankliche Richtung, dass dies nichts Schlimmes sei und ich deswegen nicht verrückt wäre. So betrachtete ich sorglos diese Stimme als einen Teil von mir. Das Eigenartige war, dass sie mich auf Schritt und Tritt begleitete. Und so kam es zu einer Unterhaltung in meinem Zimmer, im Haus meines Vaters. Ich fragte mich, warum ich in diese schlimme Lage geraten war. Die Stimme antwortete mir, es wäre etwas passiert, etwas für uns Unvorstellbares und jemand wäre daran schuld. Ich fragte, wer denn derjenige sei. Als Antwort bekam ich, das würde ich noch herausfinden auf meinem Weg nach vorne, in meine Zukunft. Damit war ein Leben ohne diese schrecklichen Ängste gemeint. Die Stimme gab mir weiters ein, ich würde es schaffen auf meinem Weg. Ich fragte mich selber, wie das funktionieren sollte. Ich hatte im Moment nichts außer meinen Ängsten und Urängsten, die mich im Banne hielten. Die Stimme fügte hinzu, dass ich es schaffen würde, aber nur eine einzige Chance pro imaginärem Raum hätte. Ein imaginärer Raum? Und im selben Moment schoss es mir ein, ich war also wie in einem Aufzug eingeschlossen in das Tal der Tränen eingefahren! Meine Sinne schärften sich und nicht nur meine Sinne, sondern auch meine Instinkte kamen zum Vorschein. Ich hatte also doch Werkzeuge in meinen Händen um mich vielleicht befreien zu können. Ich stellte Überlegungen an um meinen Rückweg zu planen. Doch planen konnte ich den Weg nicht, denn er betraf schließlich meine Umgebung und meine Zukunft. Ich musste also Schritt für Schritt vorgehen und so kam es auch. Mein Sehsinn reichte nicht weiter als bis zu meiner Nasenspitze, denn die Angst erdrückte mich noch immer. Aber so hatte ich mir einen Zwischenraum zwischen mir und der Angst geschaffen. Ich merkte dies an meinem Wohlbefinden. Ich hatte wieder eine Richtung, in die ich vorerst gehen würde, nämlich meine Nasenspitze. Meine Nase war mein Weg! Das machte ich mir bewusst und ich dachte intensiv über meine Nase nach. Als ob es ein Himmelsgeschenk gewesen wäre, merkte ich, wie mein Geruchsinn wieder einsetzte. Ich war fassungslos, ich hatte all die Zeit keinen Geruchsinn mehr gehabt und hatte es nicht einmal bemerkt! Meine Nase nahm plötzlich nur noch wohlige, positive Gerüche wahr und keine übel riechenden Dinge mehr. Ich merkte, wenn ich mich mit meiner imaginären Welt arrangieren würde und nicht ständig dagegen anzukämpfen versuchte, würde ich einen Ausweg aus meiner verzweifelten Lage finden und die Angst als Ganzes hinter mir lassen. Doch der Weg in mein sorgloses Leben, welches ich mir zu dieser Zeit noch nicht vorstellen konnte, war nicht so einfach, denn, wohin meine Blicke sich auch richteten, sie trafen nur die Angst. Und Angst ist kein Nährboden für ein Samenkorn. Angst ist wie verbrannte Erde, es kann einfach nichts mehr auf ihr wachsen. Angst ist für mich kein Gefühl mehr, sondern sie ist zu einem Zustand geworden, der von außen auf mich einwirkt! Was ich damit meine, werden Sie im Laufe meiner Geschichte noch lesen können!

Ja, das war ich! Ein Samenkorn, so klein wie auch unbeholfen. Und wie sollte ich mich, klein wie ich war, mit etwas so Großem arrangieren können? Das war für mich die scheinbar unlösbare Frage. Doch es hat sich für diese Frage eine Antwort gefunden, indem ich mich einfach mit meiner Fantasie spielte und das konnte ich sehr gut, denn ich bin ein fantasievoller Mensch. Meine Lösung sah so aus, nicht gegen die Angst anzukämpfen, die mich erdrückte, sondern aus der Angst in die Angst mit der Angst und über die Angst hinauszuwachsen. Ich war mittlerweile im Begriff mit der Angst Gehen zu lernen! Das heißt im Klartext, ich folgte der Angst regelrecht, wo sie mich auch hinführte. Ich kam mir vor wie in der Geschichte von Don Quijote, nur dass ich nicht gegen die Windmühlenflügel ankämpfte, sondern ich einer der Flügel war, die getrieben wurden. Ich erlebte diese Windräder – oder besser gesagt diese imaginären Räume – so, dass ich in jedem dieser Räume eine Aufgabe zu meistern hatte und nach Lösung dieser, einen imaginären Schlüssel bekam um den nächsten Raum zu betreten. Diese Aufgaben waren unterschiedlich, aber meistens hatten sie mit Personen meines näheren Umfelds zu tun. Es war wie eine Rechenaufgabe für mein Verhalten. Ich erlebte diese Zeit bei dem Therapeuten plötzlich so, als würde ich in die Schule des Lebens gehen. Herr Mader wurde für mich vom Therapeuten zum

Lehrer und diese Stimme wurde mein Fan. Sie gab mir Tipps, wie ich mich in Situationen verhalten oder diese lösen konnte und sie feuerte mich bei meinen Aufgaben an.

Ich merkte, wie ich aus heiterem Himmel eine Art Familien-Aufstellung in meinem Geist zusammenstellte. So konnte ich meine Angst – das wusste ich – bei der Wurzel packen. Ich stellte die Personen meines Umfeldes so auf wie bei einer Pyramide! Nach der Wichtigkeit für mich und nach der Größe meiner Angst vor diesen Personen. Ich bekam so ein System in meine Geschichte der Ängstlichkeit. Ganz unten waren die Personen, vor denen ich weniger Angst hatte und ganz oben auf der Pyramide war die Person, vor der ich am meisten Angst hatte. Ich habe diese Pyramide vom Fundament bis zur Spitze abgearbeitet. Das sah im Einzelfall so aus, dass ich die Person aufsuchte und mich vor sie hinstellte, die Angst fühlte, sie beiseite legte und der Person meine Meinung über sie sagte und weiters etwas Positives hinzufügte. Es funktionierte. Nach der Unterhaltung mit derjenigen Person verlor ich ein Stückchen meiner Angst und ich betrat somit einen neuen imaginären Raum. Mein Spiel des Lebens merkte niemand. So arbeitete ich die Angst, als Pyramide dargestellt, Schicht um Schicht ab. Das Unvorstellbare daran war: Aus Angst wurde Neugierde und aus Neugierde wurde Gier und als ich die Person an der Spitze der Pyramide erreicht hatte, schlotterten mir die Knie noch einmal vor Angst, aber ich zog es durch. Ich sagte der Person meine Meinung und ich fügte als positiven Aspekt hinzu: „Wir sollten Freunde werden!“ Nach diesem Gespräch merkte ich, wie erstens hinter mir eine imaginäre Falltür zuschlug und zweitens ein imaginäres Paket in meiner Bauchhöhle Platz nahm. Mir wurde wohlig warm am ganzen Körper. Und ich fragte mich, was denn da passiert sei. Die Stimme antwortete mir mit jubelndem Ausdruck: „Das ist dein Leben, du hast es zurückerobert!“ Ich wollte am liebsten im Erdboden versinken, denn diese Person, die angeblich mein Leben in sich getragen hatte, was immer das auch sein sollte, war mein eigener Vater! Ich konnte aber nicht im Boden versinken, denn ich merkte, wie sich die Kraft in mir ausbreitete und ich mich nahezu unantastbar fühlte. Ich ging in mein Zimmer um alleine zu sein. Ich war so fassungslos. Ich wusste nicht, ob es Hass oder die pure Enttäuschung war. Ich war einerseits so enttäuscht, dass ich ihm nicht mehr unter die Augen treten wollte und andererseits wucherte in mir der Hass auf ihn, da ich ihn unter anderem für mitschuldig an meiner Lage hielt. Ich wartete sehnsüchtig und spannungsgeladen auf den nächsten Termin bei Herrn Mader um ihm dieses Erlebnis zu berichten. Die Tage vergingen und der Termin rückte näher. Mir hingegen ging es großartig und doch saß mir dieses Erlebnis im Nacken.

An dem Tag, an welchem ich den Termin bei Herrn Mader hatte, betrat ich die Praxis und war gespannt, welche Meinung mein Therapeut dazu hatte. Ich erzählte ihm dieses Erlebnis ausführlich, doch er zuckte nur mit den Schultern und meinte, das könne sein, aber es könne auch nicht sein. Ich fragte ihn, was ich seiner Meinung nach jetzt machen sollte. Er antwortete auf meine Frage mit: „Gar nichts, was sollten Sie tun? Es ist, wie es ist.“ Es beruhigte mich nicht wirklich, aber ich konnte es sowieso nicht mehr ändern. Außerdem war mein Wohlbefinden außergewöhnlich befreit. Ich verspürte eine solche Kraft in mir, dass ich meinte Bäume ausreißen zu können. Meine Ängste hatten sich in Luft aufgelöst und ich mich aus dem Tal der Tränen befreit. Ich konnte meine Vergangenheit sogar positiv hinter mir lassen, denn ich hatte so viel Lehrreiches mitgenommen aus dem Tal der Tränen. Ich verstand die Naturgesetze, in denen wir alle leben, den

Sinn von Yin und Yang und vieles mehr und hatte kein einziges Buch darüber gelesen. Ich lebte auf einem mittleren Pfad, zwischen Genie und Wahnsinn. Doch es war keineswegs gefährlich für mich in den Wahnsinn oder in die Euphorie des Genie-Daseins zu rutschen, solange ich den roten Faden meines Lebens nicht verlor. Zu Hilfe kam mir zudem mein imaginäres, drittes Auge, das sich wahrscheinlich im Tal der Tränen in mir entwickelt hatte. Meine imaginäre Stimme hatte ich zum Großteil verloren, sie meldete sich nur noch ganz selten. Mein imaginäres Auge hatte mir mehr Vorteile als Nachteile gebracht, denn ich konnte damit die positiven Dinge des Lebens betrachten und stand somit in der Realität des Lebens. Das wusste ich, das Leben hatte mich mit all seinen Facetten wieder! Und meine imaginären Räume hatten sich in Luft aufgelöst. Ich war frei, frei von Ängsten, frei von Sorgen und befreit von der imaginären Welt, von der ich umgeben war.

Das Unglaubliche war, dass ich mit meinem dritten Auge etwa zwei Wochen nach vorne schauen konnte. Ja, nach vorne! Nach vorne in meine Zukunft und nicht nur in meine, sondern auch in manch andere. Es war, als würde ich über meinen Horizont hinaussehen können. Ich schwieg darüber, denn ich wusste, sie würden mich alle für verrückt halten. Aber ich konnte es nicht abstellen, ich hatte eine Gabe und verstand es damit umzugehen. Ich war über mein Leben positiv eingestellt, denn ich hatte ein für mich großes Ziel vor Augen: eine Familie zu gründen und in mein frisch renoviertes Haus einzuziehen. Ich dachte, wenn ich mich aus eigener Kraft aus so einer negativen Lebenslage befreien konnte, so könnte ich auch einen geeigneten Lebenspartner für mich finden. Ich wusste für mich, dass eine Frau, in deren Zukunft ich schauen konnte, nicht für mich geeignet wäre. Denn ich wollte selbst dieses imaginäre Auge verlieren. Aber in Wirklichkeit habe ich meine Gabe nicht verloren, sondern nur umgebaut oder anders gesagt, zu verstehen und zu akzeptieren gelernt. Ich hatte nicht nur mein Haus umgebaut, sondern auch mich und meine scheinbar große Persönlichkeit. Ich sah in den Augen meiner Mitmenschen sowohl ihre positiven als auch negativen Seiten. Und so überkamen mich Geschichten dieser Menschen, die erst in etwa zwei Wochen passieren würden. Ich konnte dies überprüfen, indem ich mich nur in meinem Heimatort Engelhartszell bewegte und mir diese Geschichte im Nachhinein zu Ohren kamen. Ich verstand mit der Zeit, dass ich mich unbeliebt machen würde, wenn ich jedem, bei dem mir mein imaginäres Auge etwas über dessen Zukunft verriet, die ganze Geschichte erzählen würde. Und so erzählte ich nur die positiven Seiten. So zog ich mich bei allen meinen Gesprächen mit meinen Mitmenschen aus der Affäre und mein gesellschaftlicher Stellenwert steigerte sich dadurch immens. Ich war für die meisten in Engelhartszell ein toller Kerl geworden und erntete in den meisten Fällen nur Bewunderung. Aber es wusste ja keiner, wie ich es geschafft hatte mich in das gesellschaftliche Rappenlicht zu bringen. Ich wurde zum Ortsgespräch, wie toll ich nicht mein Haus umbauen würde und das ganz alleine. Es gefiel mir irrsinnig von allen nicht nur toleriert, sondern auch akzeptiert zu werden. Das Gefühl der Akzeptanz schloss meinen Kreis. Ich konnte mich endlich FREI darin bewegen! Und dass dies ein Geschenk meines Vaters Wolfgang war, hatte ich in dieser Zeit sehr schnell wieder vergessen, da ich ein unglaubliches Freiheitsgefühl in Seele und Körper verspürte. Ich kam in dieser Phase meines Lebens nur noch mit positiven Gefühlen in Berührung, die negativen Empfindungen prallten an meiner Aura einfach ab. Da begriff ich die Tragweite meiner Therapie bei Herrn Mader, ich hatte mich in meinem Leben all die Zeit ohne Aura bewegt. Die Aura, die mich nun umgab, hatte ihre volle Schutzwirkung entfaltet. Ich weiß, es klingt einfach unglaublich, aber ich habe es so erlebt. Ob diese Aura von der Auseinandersetzung mit meinem Vater stammte, kann ich bis zum heutigen Tag nicht widerlegen. Aber ich hatte plötzlich keine Panik-Attacken oder Angstzustände mehr, all diese negativen Erscheinungen meines Körpers waren wie vom Winde verweht. Ich wusste außerdem, dass diese Zustände nicht mehr auftreten würden, da ich nachvollziehen konnte, wie diese entstanden waren. Ich fand außerdem im Laufe meiner Therapie heraus, dass die Esoterik nicht mein Weg sein durfte, da ich ansonsten in all meinen Lebensbereichen ins Trudeln gekommen wäre. Somit stellte die Esoterik in all ihren Facetten eine ernstzunehmende Gefahr für mich dar! Dieses Thema spreche ich deswegen an, da in meinem näheren Umfeld gewisse Personen Esoterik praktizierten und nach ihren Regeln lebten. Ich fand aber schließlich selbst für dieses Problem eine Lösung. Ich schützte mich vor diesen Personen, indem ich sie nicht über meine so genannte „rote Linie“ treten ließ. Mein Verhalten gegenüber ihnen war tolerant, aber ich schenkte ihnen keine Akzeptanz. So hatte ich es in der Hand, wie weit sie auf mich einwirkten und das Problem, das ich mit dieser Gruppierung hatte, war für mich erledigt. Im konkreten Fall waren dies mein Bruder Andreas und sein Freund Tom. Die beiden beschäftigten sich mit den Büchern von den Schriftstellern Rüdiger Dalke und Detlefson. Rüdiger Dalke ist ein Schriftsteller und Psychiater, welcher das Buch „Krankheit als Chance“ geschrieben hat. Die dritte Person, die mir ein Dorn im Auge war, war mein damaliger Chef S. Er beschäftigte sich mit Wahrsagerei und Kartenlegen. Ich wusste anfangs nicht, wie ich mich dem gegenüber verhalten sollte. Deshalb versuchte ich diese Personen zu meiden und nur das Nötigste mit ihnen zu sprechen um mich selbst nicht in Gefahr zu bringen.

Ich lebte mein Leben, denn meine Ziele waren vordergründig jene, eine passende Frau zu finden um mit ihr eine Familie zu gründen. Meine imaginäre Stimme gab mir ein, dass ich diesem Mädchen begegnen würde und damit mein Ziel erreicht hätte.

Kapitel 4

Die Liebe

Ich war mittlerweile einundzwanzig Jahre alt und hatte noch immer keine passende Partnerin für das Leben gefunden. Da kam in mir der Gedanke hoch, dass ich momentan sowieso keine Freundin bräuchte, da ich gesellschaftlich so eingebunden war und ich mich so wohl in meiner Haut fühlte, dass meine Glückshormone sich nur so überschlugen. Ich stand auf der Welle meines Lebens ganz oben. Ich wusste zu dieser Zeit immer ein bisschen mehr als die anderen Leute und konnte damit sehr gut leben. Ich hatte nicht einmal Probleme mit dem Alleinsein. In meiner Vorstellung lebten nur noch zwei Menschen auf dieser Erde: mein imaginärer Freund und ich. So konnte ich mich oben auf dieser Welle des Lebens halten. Für meine Begriffe war dies eine tolle, faszinierende Zeit, für die ich mich für jeden gelebten Tag bei meinem lieben Gott bedanke. Den Glauben an mich und an meinen Gott hatte ich ganz nebenbei auch wieder in mir gefunden. Und aus Glaube wurde nicht das Wissen, sondern die Hoffnung; Die Hoffnung auf etwas Schönes, Gutes und zugleich Positives. Denn ich hatte meine Polarität im Tal der Tränen geändert von negativ auf positiv oder anders gesagt, von negativen Gedanken auf positive Gedanken. Und aus Gedanken wurden Empfindungen. Ich war wie ein Magnet, der sich von Nord auf Süd gepolt hatte. Ich hatte kein neues Leben, aber ich hatte mich vollkommen gewandelt. Ich war zu einer Persönlichkeit gereift, die aus jeder Lebenslage etwas Positives schließen konnte. Ich fühlte mich, als hätte ich mein Leben im Griff und meine Zukunft selbst in der Hand. Das war anfangs eine große Verantwortung, doch ich lernte damit umzugehen. Ich verstand, was Angst für mich überhaupt war. Sie ist eine Sackgasse, die in eine Querstraße einmündet und ich muss mich für den linken oder den rechten Weg entscheiden. Das Wichtigste dabei ist, man darf dabei nicht stehen bleiben oder gar versuchen wegzulaufen. Man hat eine Entscheidung zu treffen. So habe ich mich aus dem Labyrinth der Angst befreit. Man wird in dieser Zeit von äußeren Einflüssen beeinträchtigt, aber man hat seine Entscheidungen ganz alleine zu fällen. Bei meinen Stoppschildern durfte mir keiner eine Richtung aufzeigen. Denn mir konnte nichts anderes passieren, als dass ich in eine andere Sackgasse geriet, wo wiederum eine Querstraße sein würde.

Wie schon gesagt, mein Wohlbefinden war absolut positiv und meine Gedanken waren gereinigt. Doch ich wollte das Gefühl der Zweisamkeit in mir tragen, welches ich schon seit langer Zeit verspürt hatte. Ich wollte dieses Ziel unbedingt erreichen, aber ich wusste einfach nicht wie. Schließlich gehören immer zwei dazu, oder besser gesagt, bei mir gehörten immer drei dazu. Außerdem war ich in meinen Gedankengängen ernst. Ich hatte das Flirten mit Mädchen verlernt. Andere Jungs in meinem Alter ergriffen einfach die Gelegenheit. Dies konnte ich nicht – einfach zugreifen –, denn erstens bin ich nicht gerade der attraktivste Typ und zweitens wollte ich diese hellseherischen Fähigkeiten verlieren oder zumindest eindämmen. Da kam mir nach einiger Zeit die rettende Idee. Ich schaute mir den Weg zu meinem Ziel bei meinen Freunden ab, wie sie mit Frauen umgingen und diese umgarnten. Ich fragte nach, wie sie sich kennen gelernt hatten und wie sie ihr Mädchen erobert hatten. Und so studierte ich den Umgang mit Mädchen um mein Ziel zu erreichen. Ich wurde immer beliebter bei den Mädchen in meiner Umgebung, aber es war nie die Passende dabei. Ich kam nie so weit, dass ich meine Sexualität ausleben konnte. Da tauchte wieder mein Über-Ich auf und sprach zu mir: „Es wird die Richtige auf dich treffen und sie wird sich in dich verlieben!" Dem schenkte ich auch Glauben. So musste ich nur noch darauf warten, dass sie mir über den Weg lief. Ich beschäftigte mich einstweilen anderwärtig, und zwar mit meiner Leidenschaft, dem Roten Kreuz. Ich machte so viele Dienste, dass meine gesamte Freizeit damit ausgebucht war. Ich hatte großen Spaß dabei, mich mit den Notfällen der medizinischen Hilfeleistung zu beschäftigen und außerdem war ich immer unter netten Leuten. Die imaginären Erlebnisse, wie die Visionen über ein Einsatzgeschehen, machten mir nichts mehr aus. Ich hatte gelernt damit umzugehen, denn schließlich betrafen sie nicht mich, sondern den Patienten. So bekam ich den nötigen Abstand um als Sanitäter bestehen zu können. Ich machte mir keine Sorgen mehr über mich, denn ich hatte ja mein Über-Ich, das mich umsorgte.

Und so kam der Tag, an dem ich auf meine zukünftige Lebenspartnerin traf. Es war an einem Samstag, als das Rote Kreuz Engelhartszell zu einem Sanitätsdienst bei einem Bergrennen gerufen wurde. Die Sonne strahlte an diesem Augusttag mit ganzer Kraft auf die Erde nieder. Ich wurde mit einem Mädchen namens Katja, das von einer anderen Dienststelle war, auf einem gemeinsamen Posten platziert. Wir stellten uns gegenseitig vor und ich begann gleich mit ihr zu flirten. Ich kam mir vor wie ein Fischer, der seine Angelrute ständig auswirft und wieder einholt. Doch der zierliche Fisch, der Katja hieß, wollte einfach nicht anbeißen. Meine Komplimente an sie waren somit bald erschöpft und ich ließ meine Flirtversuche bleiben. Wir unterhielten uns somit den ganzen Tag über unsere geleisteten Einsätze. Ich bemerkte, dass ich bei ihr keineswegs Zukunftsvisionen über sie hatte. Ich beachtete dies aber nicht weiter, doch es sollte sich herausstellen, dass Katja ein besonderes Mädchen für mich sein sollte. Wir tauschten unsere Telefonnummern aus. Ich konnte mir zu diesem Zeitpunkt nicht vorstellen, dass Katja und ich eine gemeinsame Zukunft haben würden. Der Tag ging vorüber und unsere Wege trennten sich. Aber einige Tage später, als ich Rettungsdienst auf unsere Dienststelle hatte, blätterte ich mein Telefonbuch auf meinem Handy durch. Als ich auf den Namen von Katja traf, überlegte ich nicht lange, schrieb ihr eine SMS und wartete ab, was passieren würde. Es dauerte nicht lange, da kam die Rückmeldung von Katja auf mein Handy. Die SMS flogen nur noch so von Handy zu Handy und es kam schließlich so weit, dass wir ein Date vereinbarten. Dieses sollte am darauf folgenden Samstag sein. Ich holte Katja an der Dienststelle ab und wir fuhren gemeinsam in ein Lokal an der Innpromenade in Passau, denn ich hatte einen kleinen Plan. Ich wollte ihr unbedingt mein Haus zeigen, mein Status-Symbol! Sie war aber anfangs von meinem damaligen Wagen so angetan, dass ich dachte, ich hätte sie schon in meiner Tasche. Aber so einfach machte es mir Katja nicht. Sie wich mir ständig aus, wenn ich sie auf Beziehungsfragen ansprach. Da tauchte meine Stimme wieder auf und sprach zu mir: „Sie ist es!“ Ich dachte mir, dies mag schon sein, aber wie konnte ich sie dazu bewegen mich zu küssen. Da kam mir eine Idee. Ich würde Katja einfach in mein Haus einladen. Ich sprach dies im gleichen Zuge auch aus und sie willigte ein. Wir fuhren zu mir nach Hause, wo ich ihr nochmals etwas zu trinken anbot. Sie bewunderte das renovierte Erdgeschoss. Wir nahmen auf meiner Wohnzimmercouch Platz und unterhielten uns. Da tauchte plötzlich eine zweite Stimme auf! Es kam mir vor, als würde die eine gut sein und die andere das Böse darstellen. Ich deutete dieses Erlebnis so, dass dies mein ausgeprägtes Gewissen sei. Denn die gute Stimme sagte zu mir: „Küsse sie“ und die böse Stimme sagte: „Küsse sie nicht!“ Eines war mir klar, ich musste mich für Katja entscheiden oder gegen sie. Ich nahm meinen ganzen Mut zusammen und berührte ihren Oberschenkel und im gleichen Moment küsste ich Katja. Das Wunder war geschehen, denn Katja erwiderte meine Zuneigung und wir verbrachten die Nacht miteinander. Und schon, so schnell konnte ich gar nicht schauen, lebte ich in einer Partnerschaft. Ich wartete in den folgenden Tagen darauf, dass sich ein Gefühl des Liebens in mir einstellte. Aber das sollte nicht so kommen. Denn da war wieder nur eine freundliche Stimme, die mir sagte, dass ich mich nie in meinem Leben verlieben dürfte, dann würde es mir immer gut gehen. Ich verstand nicht ganz, aber das Wichtigste war, dass ich in einer Beziehung lebte, denn Katjas Liebe schützte mich vor den imaginären Erlebnissen. Es war unglaublich, denn ich war wieder in der uns bekannten Realität angelangt! Es war, als würde mein Traum wahr werden und die Liebe war mein Schutz. Katja war so verliebt in mich, dass ich wusste, sie würde alles für mich tun und auch ihr altes Leben für mich aufgeben wollen. Was ich nicht wusste, Katja hatte einen Lebenspartner gehabt, den sie sogleich verlassen hatte, wegen mir! Ich hingegen sträubte mich keineswegs gegen diese Entscheidung, denn es war ja ihr Leben. Ich war nicht in sie verliebt, das wusste ich. Beenden wollte ich es auch nicht, da ich den Eindruck hatte, dass meine Person durch die Beziehung noch mehr in die Gesellschaft eingebunden war und außerdem hatte ich keine imaginären Erlebnisse mehr. Ich war darüber sehr froh und konnte mich sehr gut nach vorne entwickeln.

Man muss wissen, wenn man so lange alleine lebt, zeigt sich einem das Leben, wie wenn man es in einer Art Trancezustand lebt. Ich hatte mich selbst aus meiner schlimmen Lage befreit und jetzt wusste ich, was mich im Leben vor den imaginären Erlebnissen schützen würde. Es war plötzlich ganz einfach für mich, es war die Liebe, die mich schützte. So einfach wie genial war es. Ich schützte mich, indem mich jemand Außenstehender liebte, wie ich war. Aber ab diesem Zeitpunkt wurde ich übermütig und auch gierig. Denn ich kam in den Glauben, dass ich in meinem Umfeld zwar nicht jedes Mädchen haben, aber dafür jede Frau um den Finger wickeln konnte. Es war eine glorreiche Zeit für mich den Preis der Bestätigung einzusacken, das gute Gefühl in mir zu tragen, die Katze nicht aus dem Sack zu lassen, sondern in den Sack hineinzubringen. Katja wurde für mich zur Nebensache. Zwar lebte ich mit ihr in einer Beziehung, die mich schützte, aber ich konnte mich nicht richtig darin entfalten. So kam mir in den Sinn, dass ich einfach alles laufen lasse, auf das nächste mir passende Mädchen warten und dann auf den nächsten Zug zu der Neuen aufspringen würde. Doch das sollte ein gewagter Plan sein, denn ich hörte im Zuge dieser Gedankengänge wieder meine Stimme, die mir einsagte: „Bleib bei ihr, sie ist deine Zukunft!" Aber ich wollte dem keinen Glauben schenken, obwohl die Realität mir etwas anderes zeigte. Ich war beliebter denn je, denn die Menschen in meinem Umfeld zeigten mir nur die positive Seite an Katjas Person. Das empfand ich als Geschenk ihrerseits, aber meinerseits zeigte ich ihnen eine Persönlichkeit, die so aalglatt war, dass sich niemand an ihr bereichern oder reiben konnte.

Und so kam der Tag, an dem ich auf die nächste Beziehung überspringen sollte. Es war an einem Samstagabend, als ich mich fertig machte für den hiesigen Maturaball. Ich stand im Badezimmer, als in mir ein Gefühl hochkam, dass in jener Nacht noch etwas sehr Schönes passieren würde. Ich war entzückt darüber und ging spannungsgeladen auf den Maturaball. Dort konnte mich nichts davon abhalten mich um die Mädels meiner Wahl zu kümmern. Ich amüsierte mich sehr gut. Als ob es das Schicksal gewollt hätte, lief mir Lena über den Weg. Sie war eine Sanitäterkollegin, die mir schon des Öfteren aufgefallen war, unter anderem deswegen, weil Lena in keiner Beziehung lebte. Ich lud sie auf ein Getränk ein, was ich sonst niemals machte. Wir unterhielten uns über die Kollegen unserer Rot-Kreuz Dienststelle – wir haben eigentlich ein wenig über sie gelästert –, als mir mein imaginärer Freund wieder etwas über sie einsagte: „Sie ist es, wenn du nicht aufpasst, wirst du dich in sie verlieben!“ Das glaubte ich auch, Lena war nämlich so faszinierend und ihr Puppengesicht haute mich glatt von den Socken! Während wir flirteten, bemerkte ich, dass sie mir ständig auswich, bevor ich meinen ersten Kuss bei ihr landen konnte. Anfangs gefiel es mir sehr gut, aber mit der Zeit verlor ich die Lust daran, mich ständig zurückweisen zu lassen. Und dann, als ich die Flinte schon ins Korn werfen wollte, schnappte mich Lena an der Hand und schleppte mich Richtung Toilette. Mein Adrenalinspiegel stieg und ich dachte mir, jetzt hab ich sie im Sack! Doch das war falsch gedacht, denn Lena brauchte nur jemanden, der sie zur Toilette begleitete. Ich landete wieder mit meinen Füßen auf dem Boden der Realität und wollte eigentlich meinen Rückzug antreten. Doch sie kam aus der Toilette und gab mir ein unmissverständliches Zeichen, da folgte ich meiner Theorie. Lena wollte erobert werden, der Meinung war ich. Ich konnte das förmlich spüren, es lag in der Luft. Meine Stimme aber sagte mir in diesem Moment, dass sie ein Geheimnis in sich trüge. Ich wiederum dachte mir, das ist ja das Faszinierende an Lena. Ich gab nicht auf, im Gegenteil. Ich wurde immer besser mit meinen Sprüchen ihr gegenüber. Wir durchstreiften miteinander die Nacht und landeten schließlich um drei Uhr morgens in einer Diskothek. Wir beide waren mittlerweile sturzbetrunken. Es war mir schon wirklich alles egal – Lena, die sich so unantastbar darstellte und doch nicht locker bei mir ließ, meine Beziehung mit Katja –, ich wollte nur noch meinen Rausch zu Hause ausschlafen, als mir Lena plötzlich einen Kuss auf meine trockenen Lippen drückte und ich ihn instinktiv erwiderte. Mein Herz schlug schneller und schneller. In mir breitete sich ein Gefühl der Wärme aus. Mir kam nur eines in den Sinn: Sie ist es! Dieser eine Kuss legte einen Zauber über mich. Es war keine Imagination mehr vorhanden. Der Zauber der Liebe hatte seinen Schleier über mich gelegt. Ich dachte mir, dasselbe würde Lena in dem Moment passieren, da das Schicksal uns in einen Bann der Zweisamkeit zusammengeschlossen hatte. Ich wollte mich nicht mehr von ihr losreißen und so schleppte ich Lena zu mir nach Hause, um sie dort in meiner Lust zu vernaschen. Ich wollte nicht einmal wirklich Sex mit ihr haben, denn das Gefühl des Eroberns dieser für mich besonderen Frau reichte mir vorerst völlig aus. So passierte an diesem Morgen bei mir zu Hause nicht viel, außer dass wir uns innig küssten. Aber bereits das überstieg meine Erwartungen, denn ich hatte über mich selbst herausgefunden, dass ich kein Typ für einen One-Night-Stand war. Von Lena wollte ich ab diesem Kuss mehr als ein einmaliges Erlebnis. Doch diese Rechnung hatte ich ohne den Wirt gemacht, denn zwei Tage nachdem wir miteinander die Nacht verbracht hatten und ich Lena anrief, machte sie mir klar, dass sie generell keine Beziehung will; aber sie hörte sich unentschlossen an. Ich war am Boden zerstört, doch die Unentschlossenheit machte mir wieder Mut Lena zu erobern. Denn ich hatte dieses Erlebnis meinem Therapeuten Herrn Mader erzählt und dieser teilte die Meinung mit mir, dass Lena ein besonderer Frauen-Typ sei, den man erst erobern müsste um das Vertrauen für eine harmonische Beziehung zu erlangen. Also ließ ich mich von dem letzten Telefonat nicht in Verzweiflung bringen. Ich wusste ja, wo ich sie finden würde: nämlich auf unserer Dienststelle. Da kam mir auch schon ein Plan in den Sinn, wie ich sie mit meinem Charme erobern würde. Ich wusste auch den Grund, warum ich nicht das Handtuch warf. Weil sie mir noch über den Weg laufen würde. Ich stellte mich als lieben und netten Kollegen dar, der jede Gelegenheit nutzte mit ihr Rot-Kreuz-Dienst zu machen. Und so kam ich Lena immer näher. Das Rote Kreuz, meine Arbeit und Katja wurden für mich zur Nebensache, ich war total auf Lena fixiert und keiner konnte mich zu diesem Zeitpunkt mehr von meinem Vorhaben abhalten. Mir fielen Aktionen und Pläne ein, wie ich sie erobern konnte, das war nahezu unvorstellbar. Mein Plan sah so aus, dass ich Lena Stück für Stück erobern würde. Ich ließ ihr vom Blumenhändler eine rote Rose mit einer Karte zukommen, mit den Worten: „Bitte um eine Tasse Kaffee, privat!!“ Sie erwiderte diese Aktion mit einem Anruf bei mir. Wir redeten über uns und schließlich ließ sich Lena zu einem Date mit mir überreden. Ich war überglücklich, ich hatte es einen Schritt weiter geschafft.

Ich holte sie am darauf folgenden Mittwochabend zu Hause ab. Als ich vor der Haustüre stand und klingeln wollte, gab mir meine Stimme ein, ich dürfe dieses Haus niemals betreten. Ich fragte mich, wieso. Da antwortete mir die Stimme, es würde mich nichts angehen, aber ich dürfe es nie betreten. Ich hielt mich vorerst daran, es war doch nur ein massiv gebautes Haus, das von Außen sehr gepflegt aussah. Sie öffnete die Tür und begrüßte mich, Lena war bereits fertig und wir konnten sofort aufbrechen. Ich musste in diesem Moment nicht einmal die Schwelle der Tür übertreten. Erleichterung machte sich in mir breit. Wir fuhren nach Passau in ein kleines, romantisches Café an der Innpromenade. Ich genoss die Zeit mit ihr. Sie wiederum, so hatte es den Anschein, trank sich Mut mit einigen Gläsern Rotwein an. Nachdem sie ihr Quantum an

Alkohol erreicht hatte, wurde sie zutraulich. Und sie küsste mich. Dieser war feurig und voller Leidenschaft, er war so innig, dass es mich förmlich vom Boden abheben ließ und ich auf Wolke Sieben schwebte. Ich wollte sie mit der Frage, ob wir eine Beziehung eingehen, nicht überrumpeln. Aber ich würde früher oder später eine Entscheidung treffen müssen, zwischen Katja und Lena! Meine Wahl fiel mir nicht besonders schwer, denn ich wusste ja, wem ich mein Herz geschenkt hatte. Und außerdem dachte ich mir, wenn sie mein Herz nicht zu schätzen weiß, dann würde es ein anderes Mädchen zu achten wissen. So dachte ich mir an dieser Stelle, doch da ahnte ich noch nicht, dass noch etwas passieren sollte, das selbst für mich katastrophal war. Ich hatte diese Lebensentscheidung zwischen den beiden Frauen unterschätzt, doch das wurde mir erst bewusst, als es keinen Weg mehr zurück gab.

Einige Tage später hatte ich Dienst beim Roten Kreuz. Mir war langweilig auf der Dienststelle, darum begann ich mit Lena SMS zu schreiben. Nach einiger Zeit bekam ich eine SMS von Katja, da wurde mir klar, dass ich eine Entscheidung treffen musste. Die Tragweite dieser Entscheidung war mir zu dieser Zeit noch nicht bewusst. Ich traf sie aus meinem Herzen heraus und das hieß, ich entschied mich für meine Herzensdame Lena, ohne zu wissen, was das für mich und mein Leben bedeuten würde. Denn als ich meine Entscheidung Katja per Telefon mitteilen wollte, schrie mein imaginärer Freund mit mir. „Du darfst nicht mit ihr Schluss machen!“ Ich dachte mir, was sollte daran schlecht sein, wenn ich mich nach meinem Herzen entschied. Meinerseits fand ich keinen Grund mehr die Beziehung mit Katja weiterzuführen. Also schrieb ich ihr kurzerhand eine Kurzmitteilung via Handy, in der ich mit ihr Schluss machte. Das war der schwerwiegendste Fehler meines Lebens. Denn die Geschichte mit Lena ging zwar weiter, aber ich hatte eine Entscheidung zwischen Sicherheit und Risiko für mein Leben getroffen. Das wurde mir nach dieser Kurzmitteilung erst bewusst und es war nicht meine Fantasie, die mich in die Irre führen sollte. Und außerdem gab mir mein imaginärer Freund ein, dass jetzt alles zu Ende sei! Zu Ende. Was sollte das nur bedeuten? Ich schwankte zwischen der Frage, ob damit mein Leben gemeint war oder die Beziehung zu Katja. Es kam keine Antwort von der anderen Seite, so machte ich mir selbst einen Reim daraus. Diese Aussage konnte nur das Ende mit Katja bedeuten. Ich haderte nicht lange mit mir, sondern konzentrierte mich voll und ganz auf meine damalige Herzensdame. Lena jedoch wich mir immer wieder aus, auf meine Frage hin, ob wir ein Paar würden. Und trotzdem ließ sie sich Schritt für Schritt immer mehr auf mich ein. Mein Gefühl der Liebe zu Lena wuchs von Tag zu Tag. Dieses Spiel von Heiß und Kalt faszinierte mich so sehr, dass sich alle meine fünf Sinne schärften. Ich hätte mir nie vorstellen können, dass ich, Mario, eine Bruchlandung sondergleichen hinlegen würde. Sie gab mir so ein gutes Gefühl, doch Sicherheit fand ich bei ihr nicht. Denn Lena war sehr sprunghaft und auf meine Frage hin, ob wir eine Beziehung eingehen könnten, bekam ich keine Antwort von ihr. Ein Ja oder ein Nein fehlte diesbezüglich in ihrem Wortschatz. Die Sicherheit, dass ich mich nicht in etwas verlaufen würde, war in meinen Augen Herr Mader. Er gab mir immer die Bestätigung, dass Lena eine Frau wäre, die selbst nach Sicherheit suche und ihr Gegenüber ständig auf die Probe stellen würde. Das reichte mir vorerst, ich stellte mir eine Beziehung in meiner Fantasie mit Lena vor und gab mich ihr gegenüber als guter Freund aus. Ich war so voller Hoffnung, dass sie einen Weg zu mir finden würde und mir ging es ausgesprochen gut in ihrer Gegenwart. So verbrachten wir viel Zeit miteinander.

Eines Tages unternahmen wir einen Skiausflug ins Gebirge. Es war an einem Samstag, wir beide fuhren mit dem

Auto in die Voralpen Österreichs um dort in einem bekannten Gebiet Ski zu laufen und Spaß zu haben. Doch Lena wusste sich etwas Besseres als Skilaufen, sie betrank sich und wurde damit immer lustiger. Ich hingegen platzte förmlich vor Wut, von Glas zu Glas, das sie in sich hinein schüttete. Am Abend, als wir nach Hause fahren wollten, war Lena so betrunken, dass sie keinen Fuß mehr vor den anderen setzen konnte. Aber eines wollte sie noch von mir, und das auf dem Parkplatz der Liftgesellschaft. Ich wollte ihr im Auto widerstehen, doch als sie ihre Hand zwischen meine Beine gleiten ließ, überkam mich die Lust und es war um mich geschehen. In meiner Euphorie klappte ich das Verdeck meines Cabrios zurück. Es war für mich so romantisch, denn die Schneeflocken begannen in mein offenes Auto zu fallen. Es war nahezu das perfekte Erlebnis, denn ich war dieser Frau verfallen. Ich schwebte zwischen Himmel und Hölle auf einer Wolke, so verliebt war ich in Lena. Doch sie wollte nur ihre Befriedigung erlangen und das bemerkte ich auch. Ich dachte mir, irgendetwas stimmt dabei nicht und bei dieser Frau.

Wir redeten beim Nachhausefahren fast kein Wort miteinander, beziehungsweise ist Lena durch ihren Alkoholkonsum eingeschlafen. Während ich das Auto in Richtung Heimat steuerte, meldete sich meine Stimme wieder und sprach zu mir. „Du darfst ihr Haus nicht betreten!“ Ich fragte mich, wieso, bekam aber keine Antwort mehr. Als wir bei ihr zu Hause angelangt waren, räumte ich die Ausrüstung aus dem Auto. Ich zögerte einen Moment, ob ich ihr beim Hineintragen in ihr Haus helfen sollte. Ich entschied mich die Schwelle zu übertreten, nur was für eine Schwelle es wirklich war, erfuhr ich beim Verlassen des Hauses. Denn mein imaginärer Freund sprach mit hoffnungsloser Stimme zu mir. Ich hätte die Schwelle zur Schizophrenie übertreten und ich würde schizophren werden. Mir kam nur eines in den Sinn: Blödsinn! Aber es bereitete mir trotzdem Sorgen, denn der Vater von Lena hatte die paranoide Schizophrenie und das seit vielen Jahren. Der Gedanke daran war so unglaublich, dass ich diesen gleich wieder verwerfen wollte. Aber dies gelang mir nicht, denn es sollte so kommen, dass ich, Mario Tomaschek, an der paranoiden Schizophrenie erkrankte und noch mehr. Das glaubte ich zu dieser Zeit natürlich nicht, denn ich hatte nur Lena im Kopf. Doch auch das Geheimnis um Lena sollte ich lüften.

Es war einige Wochen, nachdem wir beide den Schiausflug gemacht hatten. Ich hatte meine Gedanken wieder geordnet und dachte nicht mehr über die Schwelle, die ich angeblich übertreten hatte, nach. Lena und ich verabredeten uns zum Ausgehen. Wir fuhren zu einem nahe gelegenen Zeltfest. Wie Lena es üblicherweise handhabte, betrank sie sich. Es wurde zum Dauerzustand, wenn wir beide weggingen, dass sie betrunken war und ich nüchtern. Doch ich konnte Lena nicht widerstehen, denn jedes Mal, wenn sie Alkohol zu sich nahm, hatten wir unseren Spaß miteinander. Anfangs dachte ich mir nichts deswegen, aber mit der Zeit kam mir der viele Alkoholkonsum nicht mehr ganz geheuer vor. Doch wenn ich sie auf dieses Problem ansprach, erntete ich nur aggressive Worte. Sie meinte, das würde mich nichts angehen oder dass es ihr Leben wäre. Mit solchen Aussagen wies sie mich immer ab. Das wurde zum Problem für mich und wenn ich ein Problem hatte, musste ich etwas dagegen unternehmen. So war meine Philosophie. Doch ich wusste nicht, was ich unternehmen sollte, dass sie nicht mehr trinken würde. Die Beziehung beenden wollte ich auch nicht. Dafür liebte ich sie zu sehr und außerdem hatte mir, im Nachhinein betrachtet, die Liebe eine rosarote Brille aufgesetzt.

Das merkte ich, als an diesem Abend etwas passierte, das meine Vorstellungskraft überstieg. Es war so unglaublich, denn ich sollte an diesem Abend ihr Geheimnis lüften. Es spielte sich so ab. Wir beide fuhren von diesem Fest in Richtung Heimat. Ich fragte Lena, ob sie noch mit zu mir nach Hause fahren würde. Sie war bereits fast eingeschlafen, denn der Alkohol zeigte seine Wirkung. Lena antwortete mit einem grölenden Ja auf meine Frage. Ich dachte mir: „Toll! Heute kommst du noch zu deiner Befriedigung.“ Es lief mittlerweile so in unserer so genannten Beziehung ab, dass sich der eine an dem anderen bereicherte. Als wir bei mir zu Hause waren, nahm das Szenario seinen Lauf. Ich ging auf die Toilette und Lena in meine Küche. Als ich so beim Wasserlassen meinen kleinen Hugo betrachtete, dachte ich mir voller Vorfreude: „Heute gibt es noch etwas für dich zu tun!“ Aber es kam alles anders. Ich verließ die Toilette und begab mich in meine Küche, wo sich Lena bereits aufhielt. Mir lief das Wasser im Mund zusammen, als sie mir bei der Anrichte den Rücken zukehrte und ich mich am Anblick ihres wohlgeformten Pos ergötzte. Ich wollte sie von hinten in den Arm nehmen und an ihrem Ohrläppchen knabbern. Doch als ich ihr über die Schulter sah, kamen nur zwei Dinge in mein Blickfeld. Ein Messer in ihrer rechten Hand und ein blutiges linkes Handgelenk! Sie wollte sich vor meinen Augen das Leben nehmen. In diesem Moment brach eine Welt für mich zusammen. Ich wusste nicht, ob ich Lena eine scheuern sollte oder auf sie einreden. Als der erste Schock vorüber war und ich wieder bei klaren Sinnen war, versuchte ich auf sie einzureden und herauszufinden, wieso sie das getan hatte. Doch sie war völlig apathisch und verlangte nur von mir, dass ich sie nach Hause bringen sollte. Mein Einfluss auf Lena reichte nicht aus um etwas aus ihr herauszubekommen. So konnte ich nicht mehr für sie tun, als ihre körperliche Wunde zu versorgen und ihr zu versprechen anderen gegenüber kein Wort darüber zu verlieren. Ich brachte Lena gegen meinen Willen nach Hause.

Ich wollte auf keinen Fall, dass sie alleine blieb, denn in mir stieg eine Angst hoch, nicht um mich, sondern sie zu verlieren.

Ich war völlig von Sinnen, als ich sie zu Hause abgeliefert hatte. Ich konnte nicht glauben, dass Lena aus dem Leben gehen wollte, obwohl ich sie mit meiner Liebe nahezu überschüttet hatte. Ich war fix und fertig. Ich musste mir jemanden suchen, der mir eine objektive Meinung geben konnte. Es gab nur einen, der mein vollstes Vertrauen genoss und mir geistig überlegen war. Das war mein Therapeut Herr Mader. Ich berichtete ihm die ganze Geschichte in einer der darauf folgenden Sitzungen. Das Eigenartige war, ich ging nicht mehr wegen meiner Probleme in Therapie, sondern um diese Frau zu begreifen. Doch Herr Mader berichtete mir noch Schlimmeres als das, was ich schon mit Lena erlebt hatte. Er sagte: „Herr Tomaschek, diese Frau können Sie nicht erobern und an dem Versuch eine normale Beziehung mit ihr zu führen, scheitern Sie!" Ich fragte ihn, wieso. Herr Mader machte mir begreiflich, wie sie annähernd tickte und dass es bei ihr ein ungewöhnliches Verhaltensmuster gab. Er sagte über Lena, dass sie sich nicht umbringen wollte, sondern mir (einer geliebten Person) wehtun wollte. Ich verstand nicht, was er meinte und deshalb fragte ich nach. Er erzählte mir, dass Lena ihr Spiel immer mehr steigern würde und ich am Ende als Verlierer dastehen würde. Herr Mader meinte, sie würde mich zuerst verletzen wollen und nachdem sie dies geschafft hätte, würde diese Frau mir wieder Liebe schenken. Und der Grund für dieses Verhalten wäre wahrscheinlich, dass Lena ein extrem schlimmes Erlebnis in ihrer Kindheit gehabt hatte, wobei er gewisse Vermutungen hegte.

Ich war erschüttert und zugleich fassungslos. Beim Verlassen der Praxis konnte ich noch nicht klar denken, als sich mein imaginärer Freund wieder bei mir meldete. Er sagte: „Jetzt kennst du das Geheimnis!“ Ich dachte mir, na und, ich bin eine außergewöhnliche Persönlichkeit und kann damit umgehen. Trotz der Meinung von Herrn Mader, dass die Sache mit Lena ein Teufelskreis wäre, hielt ich die Beziehung zu ihr aufrecht, denn meine Liebe zu Lena war größer als mein Verstand und die Vernunft die Beziehung zu beenden. Es ging nicht in meinen Kopf, dass die Aufgabe mit Lena ein normales Leben zu führen, einfach unzumutbar für mich war. So sorgte ich dafür, dass sie sich bei mir geborgen fühlte. Doch die Beziehung zu Lena war ab diesem Zeitpunkt zum Scheitern verurteilt und mein Lebensweg führte mich in die Imagination zurück.

Kapitel 5

Der Fluch

Es begann mit einer Shopping Tour in der Landeshauptstadt von Oberösterreich. Lena und ich wollten einige Besorgungen für sie und ihre Ausbildung zur Waldorf-Kindergärtnerin machen. Wir gingen durch die Fußgängerzone um in den Geschäften die Einkäufe für sie zu tätigen. Es war ein sonniger Tag, das Leben lachte uns heiter und freundlich an. Ich freute mich, dass ich Lena um mich hatte um ihr ein Gefühl der Geborgenheit zu schenken. Wir beide hatten wieder ein einigermaßen schönes Verhältnis miteinander gefunden, wenn man die letzten Ereignisse außer Betracht ließ. Ich glaubte noch immer fest daran, dass Lena mit meiner Hilfe ihr Problem lösen könnte. Es war in meiner Vorstellung so verankert, dass ich ihr Lebensbegleiter war. Ich wurde allmählich süchtig nach ihr. Sie vereinnahmte mich so sehr, dass ich mein Leben außer Acht ließ und mir nur noch Gedanken um sie und ihr Problem machte, denn ich wusste, wenn ich mich mit einem Problem auseinandersetzte, fand ich auch eine Lösung dafür. Es war wie eine Rechenaufgabe für mich, ich zählte die Fakten zusammen und machte einen Schlussstrich unter die Sache. Und eigenartigerweise brachte ich ein für mich akzeptables Ergebnis heraus. Ich würde einfach immer für sie da sein, schließlich brauchte sie mich und ich traute mir zu, ihre Stütze zu sein. Eine Lebensaufgabe zu lösen, war so zu einem leichten Akt geworden. Doch an diesem Tag sollte mir noch etwas widerfahren, was mir den Boden unter den Füßen wegzog.

Es spielte sich so ab. Lena wollte sich ein Buch in der größten Buchhandlung der Stadt kaufen. Diese liegt am Ende der Fußgängerzone. Als wir den Weg in Richtung Buchhandlung beschritten, meldete sich mein imaginärer Freund mit schreiender Stimme bei mir. Er schrie mich an: „Du darfst sie nicht betreten!“ Ich fragte mich selbst: „Die Buchhandlung?“ Er beantwortete diese Frage mit einem klaren Ja. Ich dachte mir, es gäbe keinen Grund die Buchhandlung nicht zu betreten. Als Lena und ich vor dem Gebäude standen, überkam mich ein Gefühl des Respekts und ich haderte mit mir selbst, ob ich wirklich hineingehen sollte. Aber ich fasste mir Mut und übertrat die Schwelle der Eingangstür. Es würde nichts passieren, so dachte ich mir jedenfalls. Als ich aber im Eingangsbereich stand und darauf wartete, ob sich etwas verändern würde, meldete sich mein imaginärer Freund wieder. Er redete auf mich ein. Etwas würde alles für mich ändern und ich würde es in diesem Gebäude in meinen Händen halten. Ich fragte mich, was ich in meinen Händen halten würde. Als Antwort bekam ich: „Das Buch!“ Ich war zwar etwas irritiert, aber ich nahm es gelassen hin, da in dieser Buchhandlung einige tausend Bücher zum Verkauf standen. Außerdem hatte ich keine Befürchtung, dass ein Buch einen Schaden anrichten konnte. „Es wird dich finden!“, sagte mein Freund. Mir wurde die Sache langsam unheimlich, aber davongelaufen bin ich auch nicht, was wahrscheinlich wieder einmal der einzige Ausweg aus meiner Imagination gewesen wäre.

Ich schlenderte durch die Etagen der Buchhandlung und machte mir keine Gedanken über die Aussagen meines imaginären Freundes, denn in mir machte sich ein Gefühl der Hoffnung breit, als ich Lena beim Durchsehen der Bücher beobachtete. Sie hatte noch immer die Faszination einer Traumfrau für mich. Nach Büchern hatte ich kein besonderes Verlangen, mein Interesse galt einzig und alleine der verführerischen Kraft von Lenas Ausstrahlung. Um ihr Interesse an Büchern zu teilen, nahm ich unbewusst irgendein Buch aus dem Regal. Da schrie mein Freund auf mich ein: „Das Buch hat dich gefunden, es ist das Buch der MACHT!“ Ich war so außer mir, dass ich es fallen ließ. Die Macht! Welche Macht? Ich verspürte an meinem Körper keine Imagination, also dachte ich mir, es wäre nur ein Hirngespinst. Aber mein Freund meldete sich in einem hoffnungslosen Ton bei mir und sprach: „Es wird sich alles für dich und um dich ändern!“ Ich fragte mich, wieso, weshalb? „Du bist mit der Macht in Berührung gekommen!“, antwortete mir mein imaginärer Freund. Ich fragte mich wiederum, was für eine Macht das sei und dachte mir gleichzeitig, diese Macht könnte doch etwas Gutes sein. „Diese Macht nicht“, gab mir mein imaginärer Freund ein. In meiner Panik hatte ich das Buch gar nicht genau angeschaut. Ich könnte nicht mehr sagen, welches Buch diese Reaktion in mir auslöste, glaube aber mich zu erinnern, dass der Vorfall in der Abteilung „Therapeutische Kinderbücher“ war.

Ich war wieder einmal fassungslos und hilflos zugleich, denn was mir mein imaginärer Freund eingab, war, dass sich mein gesamtes Leben verändern und ich in eine Zwischenwelt rutschen würde. Mein Weg in die Imagination war mir bereitet. Ich konnte dies alles anfangs nicht glauben. Eine Macht in der heutigen Zeit, wo sich alles um materielle Dinge dreht und nicht um mythische Geschichten, die von einem zum nächsten übertragen wurden und jeder seinen Teil dazu dichtete? Mir schwirrten Gedanken durch den Kopf, was aus mir werden würde oder wie ich diese Macht besiegen konnte. Ich nahm es auf die leichte Schulter und beschäftigte mich mit dem, was ich glaubte zu leben, nämlich anderen die Liebe zu schenken, die ich in mir verspürte. Doch es veränderte sich Schritt um Schritt ins Negative für mich.

Die Macht zeigte sich schon einige Tage später von ihrer negativen Seite. Als Erstes lief mir Lena mit Sack und Pack davon und verliebte sich in einen Anderen. Es war bei unserem Maibaumfest. Meine Kollegen und zugleich meine Freunde waren schon am Feiern, als ich etwas später dazukam um mit ihnen Spaß zu haben. Doch Lena konnte ich nicht unter meinen Freunden finden. Ich dachte, sie wäre irgendwo auf dem Fest unterwegs, aber mein Freund fügte etwas zu der Sache hinzu: „Sie geht dir fremd!“ Das konnte ich nicht glauben. Meine Lena, die ich über alles liebte, sollte einen anderen Mann gefunden haben? Diese Vorstellung wollte einfach nicht in meinen Kopf. Mein imaginärer Freund führte mich an eine Stelle, wo ich die beiden aus dem Augenwinkel beobachten konnte. Meine Augen erblickten, wie sich Lena und ein Junge eng umschlungen küssten. Meine Gefühlswelt brach entzwei und ich wusste nicht, wie ich reagieren sollte. Sie hatte mir mein Herz gebrochen und meinem Leben das Notwendigste genommen, nämlich die Sicherheit! Sie stellte mich einige Zeit später noch zur Rede, aber wir tauschten nur noch bedeutungslose Floskeln untereinander aus. Die Sache war gelaufen. Schluss. Aus. Fertig!

Einige Tage später sollte mir widerfahren, welche Kraft diese Macht über mich hatte. Ich wollte auf die Dienststelle des Roten Kreuzes gehen. Um die Dienststelle zu erreichen, musste ich zuerst einige Stockwerke bewältigen, doch schon bei der ersten Treppe ging mir jegliche Kraft aus. Ich war fast unfähig die nächste zu betreten und außerdem hinderte mich eine dunkle, mächtige Wolke, die über meinem Haupt aufzog. Ich fasste den restlichen Mut, den ich noch hatte, zusammen und schleppte mich von Stufe zu Stufe. Doch bei der fünften war Schluss, ich hatte keine Kraft mehr in mir um weiterzugehen. Mich streiften Gedanken, unvorstellbar beklemmend. Mir ging es dabei so schlecht, dass ich den Rückweg antreten wollte, als sich plötzlich mein Freund bei mir meldete und etwas zu mir sagte, das mir zu denken gab: „Das ist die Macht und du bist für jede Stufe, die du erklommen hast, ein Stück in die Zukunft gegangen!“ Ich war am Boden zerstört und zog mich in mein noch schützendes Haus zurück. Ich wollte mich darin besinnen und versuchen wieder auf den Boden der Realität zu kommen. Doch das funktionierte überhaupt nicht, denn meine paranoide Schizophrenie sollte fünf lange Jahre andauern und ich musste lernen in der Zwischenwelt zu leben.

Ab diesem Zeitpunkt zog ich das erste Mal in Betracht, dass ich mein Leben selbst beenden könnte. Da ich in so eine aussichtlose Lage geraten war und mir kein Mensch helfen konnte, sah ich keine Hoffnung mehr. Ich kann es nur so beschreiben, dass ich von dieser Macht umgeben war und mitten in der Imagination oder im Wahnsinn stand. Meine Gefühlswelt veränderte sich ins Negative und vor allem mein Blickwinkel für die Realität verschob sich um ein paar Grad. Das Eigenartige war, dass mein Verstand sonnenklar funktionierte, aber die Eingebungen wurden mehr und mehr. Mein Leben wurde in den nächsten drei Jahren zum Spießrutenlauf, denn ich lief nicht vor mir selber davon, sondern immer tiefer in meine Zukunft und in die von anderen Personen. Es nahm bald all meine Kraft in Anspruch mich in diesem Zustand zurechtzufinden. Die Macht erdrückte mich jeden Tag so sehr, dass sich mein Gemüt veränderte. Der Mario, der immer offen gegenüber jeder Person aufgetreten war, mauerte sich plötzlich in seinem Haus ein, um dort Ruhe vor der Imagination oder dem Wahnsinn zu finden.

Es kam mir in den Sinn, dass ich etwas dagegen unternehmen musste, diesen Zustand von mir abwenden musste. Aber abwenden konnte ich ihn nicht, nur mein Leben anders gestalten. Und so quittierte ich meinen Dienst beim Roten Kreuz um so die Imagination hinter mir zu lassen. Meine Kollegen verstanden diese Entscheidung nicht, aber sie ließen mich meines Weges gehen, denn ich verhielt mich in ihren Augen schon seltsam. Doch gebracht hat es nur eines, nämlich dass ich vereinsamte, denn der Kontakt zu meinen Kollegen und zugleich Freunden wurde von deren Seite völlig abgebrochen. So fühlte ich mich sehr einsam, außer mit meiner Familie hatte ich keinerlei soziale Kontakte mehr. Und die Imagination wurde auch nicht leichter, denn die Erlebnisse häuften sich um ein Vielfaches.

Einige Tage später sollte mir bewusst werden, dass etwas mit meiner Wahrnehmung nicht stimmte oder dass sich meine Umgebung für mich änderte. Es war an einem Freitagabend, die Mitglieder des Tennisclubs feierten ein Fest. Mir ging es sehr schlecht an diesem Tag, aber ich wollte unbedingt dem Fest beiwohnen um gesellschaftlich wieder aktiver zu sein. Aber mein imaginärer Freund wollte mich vor diesem Erlebnis bewahren. Ich beugte mich ihm nicht und ging auf das Fest, denn zu dieser Zeit wäre es wahrscheinlich egal gewesen, welchen Ort ich auch betreten hätte. Ich wäre auf jeden Fall in ein imaginäres Erlebnis verwickelt worden. Ich befand mich auf dem Fest und hatte anfangs auch Spaß, bis zu dem Zeitpunkt, wo mich ein mir als Esoteriker bekannter Engelhartszeller ansprach und mich fragte, ob mein Wohlbefinden in Ordnung wäre. Ich antwortete ihm auf die Frage mit einem ehrlichen Nein und versuchte ihm meine Lage oberflächlich zu erklären. Tom erklärte mir seine Meinung dazu aufgrund seines esoterischen Wissens. Ich wollte seine Meinung eigentlich nicht wahrnehmen, aber stoppen konnte ich ihn auch nicht. Er redete und redete auf mich ein und in mir machte sich ein Gefühl breit, welches ich so negativ verspürte, dass ich es nicht beschreiben kann. Er beendete das Gespräch mit mir mit dem Satz: „Jeder ist sein eigenes Spiegelbild." Und da platzte die Bombe in mir, mein imaginäres Schakra oder Fenster öffnete sich und ich konnte meinem Gegenüber in die Zukunft schauen. Ängstlich verließ ich das Klubheim. Ich war völlig überfordert, doch es sollte mir ein zweites Erlebnis widerfahren, welches ich lange Zeit mit der Esoterik und Tom in Verbindung bringen würde. Aber dieses darauf folgende Erlebnis sollte mir nur zeigen, wo ich mich befand, nämlich in der Zukunft!

Mein Weg zur Toilette des Klubheims führte mich an der Hausmauer entlang, wo einige Meter vor der Toilettentür gegenüberliegend der Hausmauer eine Holzsäule stand. Dazwischen musste ich durchgehen, aber das brachte ich nicht zustande, denn eine imaginäre Mauer versperrte mir den Weg und ich konnte diese nur mit viel Kraft durchschreiten. Ich war fix und fertig und mein erster Gedanke war: „Jetzt hat mich der Teufel erwischt." Mir wurde schlecht und ich musste mich fast übergeben, es überstieg meinen geistigen Horizont. Was war da gerade passiert? Wo vorher nichts als Luft war, war plötzlich etwas, was ich spüren konnte. Meine Angst trieb mich nach Hause, in mein noch schützendes Haus. Dort konnte ich mich auch nicht beruhigen, denn meine Fantasie spielte mir insofern einen Streich, dass ich in den Glauben kam, man hatte mir die Esoterik auferlegt und ich wäre darin gefangen. Aber dem war nicht so. Es dauerte fünf Jahre um zu verstehen, was an diesem Abend wirklich geschehen war. Zwei Jahre später wurde an dieser Stelle eine Windfangtür installiert, gegen die ich gelaufen bin, obwohl sie noch gar nicht da war. Und so reihte sich ein imaginäres Erlebnis an das nächste.

Es klingt unglaublich, aber ich glaube heute fest daran, dass mir das Raum-Zeit-Gefüge aufgehoben wurde, aus welcher Sinnhaftigkeit auch immer. Es war so schlimm für mich. Wenn mir jemand einen Revolver in die Hand gedrückt hätte, hätte ich mit tausendprozentiger Sicherheit die Waffe gegen mich gerichtet und abgedrückt. Was mir aber noch mehr Sorgen machte war, dass mir mein imaginärer Freund eingab, meine Seele wäre mir entzogen worden. Wie konnte das sein! Hat man überhaupt eine Seele?, fragte ich mich. Es sollte von nun an immer seltsamer werden für mich. Denn ich schob alle meine imaginären Erlebnisse auf die Esoterik und die Personen, die sich damit beschäftigten. Mein Zustand verschlechterte sich von Tag zu Tag. Das Einzige, was noch halbwegs funktionierte, war mein Verstand, aber meine Wahrnehmung spielte verrückt. Es überstieg meinen Horizont diese Visionen oder diese Erlebnisse zu begreifen. So kam mir die Idee, dass diese Ereignisse in Verbindung mit meinem damaligen Chef standen, der für die Esoterik lebte und diese einigen Personen auch nahe legte. So kam es, dass sich Visionen und Ereignisse überschlugen und ich keinen anderen Ausweg aus dieser, meiner Situation fand, als in dieser Firma zu kündigen. Unsere Wege trennten sich nicht im Guten.

Keiner verstand meine Lage, weder aus meinem näheren Umfeld noch aus meiner Familie. Ich trug ein unglaubliches Gefühl in mir, als würde es für mich um Leben oder Tod gehen und nicht nur um einen Arbeitswechsel. Als ich meine Unterschrift unter die Kündigung setzte, dachte ich, meine Lage würde leichter werden und ich würde in die uns bekannte Realität zurückfinden. Doch meine aussichtslose Lage verschlimmerte sich noch mehr. Ich suchte einen Schuldigen, den ich zur Verantwortung ziehen konnte, um meinen Wahn, in dem ich lebte, für mich begreifbar zu machen. Nach einschlägigen Überlegungen kam für mich nur eine Person in Frage, nämlich ein Kollege, der mit der Esoterik in all ihren Facetten hantierte. Ich rutschte in die Überzeugung, dass er für diese imaginären Ereignisse verantwortlich war. So trat ich fluchtartig meinen Rückzug aus dieser Firma an. Doch diese Kündigung sollte mich erst so richtig in den Wahn treiben, denn bei meinem nächsten Erlebnis stellte ich mich selbst in Frage und welche Rolle ich in meinem Leben spielte.

Ich war in meinem Haus, um mich mit Haushaltsarbeiten alleine zu beschäftigen. Meine Gedanken spielten bereits verrückt und eigenartigerweise hörte ich eine weinende Frauenstimme. Ich wollte herausfinden, wo sie herkam, denn meine Angst war kleiner als meine Neugierde, und im gleichen Moment meldete sich mein imaginärer Freund. Er sprach zu mir: „Folge mir!" Ich dachte mir, jetzt bin ich völlig verrückt. Doch die Neugierde zog mich in ihren Bann und ich setzte mich in mein Auto und fuhr los. Mein Verstand funktionierte einwandfrei, aber meine Angst vor dem Ungewissen stieg an. So ließ ich mich von meiner imaginären Stimme in die etwa dreißig Kilometer entfernte Stadt Rohrbach führen, bis zu einem Haus in der Innenstadt, in dem sich sechs Wohnparteien befanden. Die Stimme gab mir ein, ich sollte bei einer Wohnung läuten. Ich verweigerte dieses aber und wollte wieder nach Hause fahren, mich zurückziehen in mein kleines Schneckenhaus, um dieses Erlebnis wiederum zu verarbeiten. Doch mein imaginärer Freund redete auf mich ein und befahl mir, ich sollte die Augen schließen und mich in Richtung verschlossener Tür stellen. Ich befolgte diese Anweisung und wartete ab, was passieren würde. Und das Unglaubliche passierte, ich konnte visuell in die verschlossene Wohnung schauen. Es war, als würde jemand mit einer Videokamera durch die Wohnung gehen und dabei filmen! Ich war fix und fertig. Ich wollte davonlaufen, aber zugleich stellte sich die Frage, wohin nur. Ich war außer mir, denn ich konnte mir mit meinem gedanklichen Horizont nicht erklären, worum es hierbei eigentlich ging. Ich war so fertig und in Gedanken versunken, dass ich Mühe hatte den Weg nach Hause zu finden. Dieses Erlebnis sollte sich in meinen Gedanken so verankern, dass ich zur heutigen Zeit noch nach einer Lösung dafür suche. Doch aufgeklärt hat sich dieses Erlebnis wiederum zwei Jahre später. Es war ein Samstag, einer wie jeder andere, nur mit dem Unterschied, dass ich mich nicht in meinem Haus verkroch. Ich folgte einer Einladung meiner Arbeitskollegin, die in Rohrbach wohnte. Mir kam nicht in den Sinn, dass dieses Erlebnis sich an diesem Tag aufklären würde. Als ich nämlich in mein Auto stieg um nach Rohrbach zu fahren und der Wegbeschreibung von Sabine folgte, merkte ich, dass ich diesen Weg zu ihrer Wohnadresse schon einmal gefahren war und dieses unreale Erlebnis von zwei Jahren zuvor sollte zur Realität werden. Denn als mich Sabine an ihrer Haustür empfing und wir die Wohnung betraten, war mir jeder Gegenstand und jedes Möbelstück bekannt. Es war die Wohnung, welche ich zwei Jahre zuvor durch eine visuelle Halluzination betreten hatte! Ich war so erstaunt über dieses Ereignis, dass ich nur noch Floskeln aus meinem Mund bekam. Den nötigen Mut sie darauf anzusprechen, fand ich aber nicht. So verlief unser Gespräch nur oberflächlich. Ich bereue es heute noch, dass ich sie nicht darauf angesprochen habe um herauszufinden, welchen Hintergrund und welchen Sinn dieses Erlebnis für mich gehabt hatte. Denn ab diesem Zeitpunkt wurden meine Eingebungen immer verheerender.

So kam es, dass die Eingebungen sich bei mir überschlugen und ich völlig überfordert war. Der einzige Schutz vor den Eingebungen, so dachte ich, war mein Haus. Aber selbst dieser Schutz wurde mir später genommen, wie sich herausstellte. Ich steckte so tief in dem Wahn oder besser gesagt in der Imagination, dass ich mir nicht einmal das Leben nehmen konnte, da ich große Angst hatte, dass sich dieses Szenario nach meinem Ableben wiederholen würde. Ich hatte keinerlei Kraft oder Energie in mir, es prasselte alles nur noch negativ auf mich herab. Mir wurde sogar eingegeben, dass die Selbstmordrate in meinem Heimatort steigen würde. Aber ich hätte niemanden vor einem Freitod bewahren können, so mein imaginärer Freund. Ich wusste weder ein noch aus. Es kam mir vor, als wäre ein Fluch über mich kommen.

Kapitel 6

Das Buch

In den meisten Fällen liest man ein Buch und macht sich ein Bild der Geschichte, die der Autor verfasst hat. Mein Buch sollte eine Befreiung von der Macht darstellen, mit der ich in Berührung gekommen war. Mein imaginärer Freund gab mir im Juni 2000 ein, dass ich ein Buch in der neuen Firma produzieren würde, welches die Macht darstellen würde. Es war nicht wirklich etwas Ungewöhnliches für mich, denn in einer Druckerei werden viele Bücher produziert. Doch dieses eine Buch sollte mich von dem Fluch befreien, so machte es mir mein Freund jedenfalls weis. Ich wollte nicht daran glauben, aber es war für mich ein Lichtblick, die Hoffnung darauf, Imagination zu entgehen. Doch die Zeit zwischen der Eingebung meines Freundes und dem Produzieren dieses Buches war sehr lange, nämlich über zwei Jahre. Ich musste diese irgendwie überbrücken und so kam es, dass ich der Realität immer mehr entwich und den Wahnsinn meines Lebens durchlebte. Und das Unglaubliche war, dass keiner aus meiner Umgebung etwas merkte. Ich konnte den Wahn so ausleben, dass niemand Verdacht schöpfte. Nicht einmal meine eigene Familie merkte etwas. Meine Hilflosigkeit war so groß, dass ich nur einen Wunsch hatte, nämlich von irgendjemandem gestoppt zu werden. Aber es konnte niemand meine Gedanken oder die imaginären Erlebnisse zu Fall bringen. So musste ich ganz allein durch den Wahn. Ich hatte keinen Anhaltspunkt, ich lebte von Minute zu

Minute, von Stunde zu Stunde, von Tag zu Tag und immer mit der Angst im Nacken, dass ich jede Sekunde sterben könnte. Doch es trieb mich irgendetwas in mir – ein Gefühl – voran. Ich wusste nicht, wie die Sache für mich ausgehen würde, geschweige denn für jemand anderen. War ich nur für mich verantwortlich? Ich konnte mir diese Frage nicht mehr beantworten, denn die imaginären Ereignisse gingen Hand in Hand an mir vorüber und ich konnte diese nicht mehr trennen von der Realität. Lag die Verantwortung bei mir oder nicht? Ein großes Fragezeichen tat sich über meinem geistigen Auge auf. Mein imaginärer Freund, der mir auf alles eine Antwort schenkte, sagte nichts. Stattdessen trieb er mich immer tiefer in meine so genannte Zwischenwelt, in den Wahn. Der Wahn, in dem ich so lange lebte, kam mir vor, als würde ich das Tal der Toten durchschreiten und das ohne schützende imaginäre Räume. Meine Eindrücke der Realität wackelten wie ein großer Pudding. Ich konnte nicht mehr unterscheiden, ob das, was ich erlebte, Realität oder Wahn war. Die folgenden Ereignisse sind so unglaublich, dass sie erst beim Lesen glaubwürdig werden.

Es ereignete sich so. Ich konnte mich in der Öffentlichkeit nicht mehr bewegen, ohne ein eigenartiges imaginäres Erlebnis zu haben. Wenn ich beispielsweise jemandem zur Begrüßung einen Händedruck gab, hatte ich dabei den Eindruck, als würden tausende Volt durch meinen Köper fließen. Durch solche Erlebnisse wurde ich zu einem verschlossenen und abnormalen Menschen. Ich verhielt mich in gewissen Situationen so sonderbar, dass ich dachte, es müsste mich doch jemand stoppen oder zumindest aufmerksam auf mich werden. Aber es passierte seitens meiner Mitmenschen nichts, keiner kam auf die Idee, dass ich in einem Wahn lebte. So kam es, dass ich den Wahn ausleben musste und dabei stand mir mein imaginärer Freund zur Seite. Er gab mir ein, dass ich Schluss machen müsste. Als Erstes dachte ich, ich sollte mir eine Kugel in den Kopf jagen, aber beim näheren Überlegen seiner Angaben verstand ich den Sinn. Ich musste meine sozialen Kontakte beenden um ganz für mich alleine dazustehen. Ich verspürte keine Angst davor, denn in der Therapie bei Herrn Mader habe ich dieses unbewusst vollbracht und mich so aus dem Tal der Tränen befreit. Es musste also einen Weg aus diesem Labyrinth geben und dieser Weg führte nach unten, in ein Reich, das so unwirklich war, dass es mit der uns bekannten Welt nichts zu tun hatte. Trotzdem stand ich mit beiden Beinen auf dieser uns bekannten Erde. Und so kam es, dass ich mir selber helfen musste, indem ich mit meinem sozialen Umfeld ein Ende suchte. Ich beendete jeglichen Kontakt mit meinen Freunden, die mir noch geblieben waren und versuchte dasselbe mit meiner Familie. Doch die Sache hatte einen Haken für mich. Die imaginären Erlebnisse häuften sich und mir wurde die Realität immer mehr entzogen. Je tiefer ich rutschte, desto mehr machte sich die Ungewissheit breit, ob ich mich je aus diesem Labyrinth befreien würde können. Der Einzige, der mir noch blieb, war mein imaginärer Freund! Er zeigte mir eigenartigerweise keinen Ausweg aus meiner verzweifelten Lage, sondern ließ mich in die Tiefe meines Wahns laufen.

In den darauf folgenden Tagen, im Juni 2000, hat sich etwas ereignet, was jegliche menschliche Vorstellungskraft übersteigt. Ich wurde zu meinen Lebzeiten „wiedergeboren! Es spielte sich auf meinem Grundstück ab. Ich saß alleine auf meiner Terrasse und machte mir ein Bild von der Welt, in die ich gerutscht war. Mir fiel auf, dass etwas nicht stimmte. Ich schaute mich um und merkte dabei, dass ich keinen Vogel zwitschern oder keine Grille durch das lange Gras zirpen hörte. Und das in der Sommerzeit! Zuerst dachte ich, mein Gehör würde nicht richtig funktionieren, aber dann, aus dem Nichts, meldete sich mein imaginärer Freund. „Du bist in eine Zwischenwelt gerutscht!“ Es war so unglaublich, dass ich vor Schreck nicht einmal weinen konnte. Keine einzige Träne wagte es mein Gesicht zu streifen. Und er fügte hinzu, dass ich mich in einem esoterischen Kreis befände. Meine Lage war so aussichtslos, dass eine Rettung nur durch etwas Höheres, uns noch Unbekanntes, vollzogen werden konnte. Und es geschah in der Nacht vom 3. Juni auf den 4. Juni. Ich war alleine in meinem Haus, wie all die Tage. Ich merkte, dass irgendetwas anders war. Ich fühlte mich wie in einem imaginären Raum eingeschlossen. Zuerst dachte ich, es wäre meine Aura, die mich umgab. Aber es war nicht wirklich meine Aura, denn ich fühlte, wie mich etwas nach unten zog. Es fühlte sich an, als würde man in einem Aufzug nach unten fahren. Da überkam mich die Angst. Es war Todesangst, die ich in mir verspürte. Ich hatte nicht Angst vor dem Sterben, sondern vor dem Danach. Ich stieg panikartig ins Auto und fuhr zu meinem Vater und dessen Frau um dort Schutz vor der Imagination zu finden. Marianne öffnete mir die Tür und ich fiel ihr angstüberströmt in die Arme. Völlig perplex lagen wir uns in den Armen. Sie spürte, so glaubte ich, meine Angst, die mir in mein Gesicht geschrieben war. Ich versuchte ihr meinen schlimmen Zustand zu erklären, aber Marianne konnte meine aussichtlose Lage nicht nachvollziehen. Wie denn auch!? Sie beschloss aber, dass ich diese Nacht bei ihnen verbringen sollte um mich, nach ihrem Glauben, wieder beruhigen zu können. Doch die Imagination nahm ihren Lauf, ich konnte diese nicht mehr stoppen.

Ich lag im Bett meines Stiefbruders Mario und versuchte einzuschlafen, als es losging. Ich fühlte mich wie in einem Kreisel gefangen, der sich nach unten in die Tiefe bewegte und die einzige Begleitung, die ich hatte, war mein imaginärer Freund. Er sprach: „Du kannst es nicht mehr aufhalten!“ Er meinte damit meine Wiedergeburt zu Lebzeiten! Ich konnte es nicht wirklich wahrnehmen, denn mir wurde plötzlich eisigkalt. Es war keine Kälte, die mich umgab, wie wenn jemand friert, sondern als würde ich in einem Eisberg begraben liegen. Ich trug dieselbe Kälte in mir, wie sie um mich herum war. Es war gespenstisch! Ich hatte den Eindruck, als würden Geister um mich herum wachen. Ich weiß nicht, wie lange dieser Zustand angehalten hat, aber eigenartigerweise bin ich danach eingeschlafen.

Am nächsten Morgen war mir so übel, dass ich beim Frühstück keinen Bissen hinunter bekam und außerdem war ich so schockiert, dass ich auf die Fragen meiner Familie keine Antwort geben konnte. Ich dachte mir, das wäre es gewesen und nahm es auf die leichte Schulter. Ich glaubte, ich könne jetzt ein normales Leben führen und dem esoterischen Kreis wäre ich entflohen. Doch es kam alles anders, denn mit diesem Erlebnis begann der Wahn seine ganze Tragweite zu zeigen. Kaum hatte ich mich von der Reinkarnation erholt, stellte mir mein imaginärer Freund eine Aufgabe. Ich sollte meinen religiösen Weg beschreiten, von der Taufe bis zur Firmung. Es kam mir vor wie ein Ritual und ich steckte mitten drin. Ich weiß bis heute nicht, warum ich es gemacht habe, aber für damalige Verhältnisse passte es in meine Geschichte. Ich glaubte nämlich, meine Seele habe sich von mir entfernt, oder der Grund für eine Wiedergeburt in meinem Fall war, dass mir meine Seele gestohlen worden war. Ich rekonstruierte also meinen religiösen Werdegang, indem ich die Kirchen, wo ich getauft und gefirmt wurde, besuchte und dort ein Gebet für mich sprach. Ich merkte nicht, dass sich eine Verbesserung einstellte, aber es war Vergangenheit, ich hatte es gemacht.

Es war keine Angst, die mich umgab, aber ich hatte große Sorge, wie ich es zu Ende bringen könnte. Denn alles nahm langsam aber sicher Dimensionen an, die mein

Denken und selbst meine Fantasie überstiegen. Es passierte einfach, ohne dass ich etwas dazu beitrug. Ich verlor die Kontrolle über mich selbst und trotzdem war ich fähig jeden Tag zu meistern. Ich fühlte mich in der Leere gefangen und von etwas Übermächtigem besessen. Ich war dem Übermächtigen hilflos ausgeliefert. Ich kam mir vor, als würde ich ein Werkzeug meiner selbst sein

Ich folgte weiter den Anweisungen meines Freundes um einen Ausweg zu finden. Doch das war nicht einfach. Er gab mir ein mich am helllichten Tag ins Bett zu legen und bis einhundert zu zählen. Ich folgte dieser Anweisung und fragte mich, ob ich etwas Übersinnliches an mir hatte. Ich bekam keine Antwort, aber auf die Frage hin, ob es Krieg geben würde, bekam ich die Antwort, es würde ein Vogel in ein Haus fliegen und es würden zweitausend Menschen sterben. Dass das einige Jahre später wirklich eintreffen würde, wagte ich nicht zu glauben. Ich kam mir in diesem Moment vor wie Nostradamus. Und weiters wurde mir eingegeben, dass ich die Schizophrenie bräuchte um wieder auf den Boden der Tatsachen zu kommen und um ein Buch zu produzieren, welches die Macht darstellte, von der ich beeinträchtigt wurde und ich würde dieses der Erde zurückzugeben haben.

Ich verstand den Sinn der Eingebungen, die ich bekam, nicht. Es war mir einfach zu viel, denn kein Tag verging, ohne dass ich zum Werkzeug etwas Übermächtigen wurde. Ich fragte mich ständig, warum es gerade mich traf und nicht jemand anderen. Ich war so außer mir, dass ich nicht mehr wusste, ob die imaginäre Person Freund oder Feind war. Ich wusste, dass ich gespalten war, aber dass die Eindrücke meiner Umgebung sich auch spalteten, das wurde mir unheimlich. Eigenartigerweise funktionierte mein Verstand nach wie vor, doch die Logik in meinen Gedanken ging verloren. Die Angst vor jedem imaginärem Erlebnis saß mir im Nacken. Ich war an einem Punkt angelangt, wo ich so hilflos war, dass mir nichts und niemand helfen konnte, nicht mal ich selbst. Mir das Leben zu nehmen, wäre die einfachste Lösung gewesen. Es kam mir in den Sinn, aber zur Ausführung kam es nicht, das war mir zu einfach, denn ich trug die Hoffnung auf Besserung in mir. Und so lief ich jahrelang durch den Wahn. Jeder Tag wurde zur Belastung für mich, ich konnte keinen Tag mehr mit einer natürlichen Leichtigkeit meistern. Ich ging verloren in mir selbst und meiner Imagination. Es war, als würde mir jemand das Gewicht der Erde auf meine Schultern legen und als müsste ich dieses jeden Tag durch mein Leben tragen. Ich konnte mich nicht mehr selbst befreien, ich war in meinem Wahn gefangen. Jeder Tag wurde zur Qual für mich. Ich erlebte keinen Tag, an dem der Wahn nicht an mir vorbeizog. Aber trotz alldem ließ ich meine Karriere als Drucker nicht außer Acht. Nach meiner Kündigung im Heimatort hatte ich eine neue Stelle in einer größeren Druckerei in der Nähe der Landeshauptstadt angenommen. Die Anforderungen die diese Arbeit an mich stellte, waren enorm. Dennoch fühlte ich mich in der Arbeit noch als Herr der Lage. Ich stand wie ein Fels in der Brandung und ließ es einfach über mich ergehen. Privat gab es keine Erleichterung, der Wahn zog seine Spuren durch mein ganzes Dasein. Er beeinflusste mich so sehr, dass ich einmal unter Zwang drei Kerzen in meinem Haus aufgestellt habe. Das ist ja nichts Außergewöhnliches, wenn man Kerzen aufstellt, nur mir wurde eingegeben, dass es irgendetwas mit unseren Bekannten aus Holland zu tun hatte. Ich hatte damals den Eindruck, als würde etwas Spirituelles passieren. Und ich behielt Recht, denn drei Jahre später kam diese Bekannte auf Besuch zu uns nach Engelhartszell. Sie berichtete uns bei einem beiläufigen Gespräch, dass eine Frau bei ihr zu Hause, die eine spirituelle Gabe hatte, ihr Haus mit drei brennenden Kerzen gereinigt hatte.

Ich war einerseits außer mir vor Wut darüber und andererseits verblüfft, weil diese Erzählungen in meine Realität passten. Ich fragte mich, was eigentlich mit mir und der Welt, in der ich lebte, los war. Ich konnte mir diese Frage nicht in den Einzelheiten beantworten, denn ich war vom Wahn und der Imagination umgeben und diese erdrückten mich. Ich funktionierte nur noch wie eine kleine Dampfmaschine, deren Wasserdampf langsam aber sicher verdampfte. Ich haderte jahrelang mit mir und dem Wahn, doch eine Behandlung kam für mich nicht in Frage. Nicht zuletzt, weil ich glaubte, dass man ihn medizinisch nicht behandeln könnte. Und außerdem trafen diese Eingebungen immer wieder ein. Es war immer nur eine Frage der Zeit. So wie auch die Produktion des Buches, welches die Macht darstellte.

Ich bekam den Auftrag zur Produktion eines Buches von meinem geschätzten Chef Herrn D. Beim Entgegennehmen der Auftragsmappe wurde mir ganz flau in der Bauchgegend und ich konnte mir das nicht erklären. Als ich dann die Druckplatten für dieses Buch in die Druckmaschine einspannte um es zu produzieren, überkam mich ein Gefühl der Besessenheit. Es war so stark in mir, dass ich große Mühe hatte, die Druckmaschine zu bedienen um die Auflage des Buches zu erreichen. Ich wusste, dass diese Macht, mit der ich angeblich in Berührung kam, jetzt ihre volle Wirkung zeigte. Mir schlotterten die Knie vor Angst. Es war wieder etwas um und in mir, was so erdrückend war, dass ich es nur mit einer imaginären Macht vergleichen kann. Ich schaffte es jedenfalls dieses Buch fertig zu produzieren, doch das Gefühl der Besessenheit verflüchtigte sich nicht. Bis zu dem Zeitpunkt, wo ich dieses Buch der Erde zurückgeben sollte. Es war auch schon eine Stelle dafür vorgesehen, die mir noch nicht bekannt war, aber meine imaginäre Person gab mir diese ein. Sie sprach: „Es wird sich eine Stelle auf dem Nachbar-Grundstück aufzeigen." Dieses war eine Wiese von der Größe eines Hektars. Ich fragte mich, wie ich diese Stelle erkennen würde. Und einige Tage später, als ich von meiner Terrasse aus das Grundstück betrachtete, fiel mir eine Stelle auf, die etwa einen Quadratmeter groß und nicht von Gras bewachsen war. Das Eigenartige war, diese Stelle war vorher nicht da gewesen und ich wusste, es war die richtige Stelle. Ich nahm mir ein Exemplar des Buchs mit dem Titel „Der Zauberlehrling" von Alfred Kubin mit nach Hause. Je näher ich dieses Buch an meinem Körper trug, desto mehr erdrückte es mich. Aber ich war im Stande mit all meiner Kraft dieses Werk der Erde zurückzugeben, indem ich es an dieser Stelle unter zwanghaften Gefühlen begrub. Es war wiederum wie ein Ritual, das ich vollbringen musste. Und die Wichtigkeit dieses Buchs wurde nur zum scheinbaren Ausweg für mich aus dem Wahn, den ich durchlebte. Denn die Eingebungen verflüchtigten sich nicht. Im Gegenteil, es wurde noch schlimmer. Mir wurde nämlich ab diesem Zeitpunkt mein Leben im Voraus eingegeben. Es war nicht nur unglaublich, sondern auch beängstigend. Ich wusste weder einen Ausweg noch eine Lösung für meine Lebenskrise. Es gab nur zwei Möglichkeiten für mich. Entweder ich gehe diesen, mir bereiteten Weg oder ich beende mein Leben.

Es ereignete sich im Keller meines Hauses, ich war mit Umbauarbeiten beschäftigt. Ich wollte die Bodenplatte des Hauses erneuern. Ich habe schweres Gerät benutzt um diese Arbeit zu bewerkstelligen, als ich merkte, wie sich meine Gedankenwelt wieder veränderte und ich nicht wusste, welchen Weg meine Gedanken gehen würden. Es war, als ob ich durch diese Bauarbeiten ein Tor zu einer anderen Welt geöffnet hätte und dieses sich mit jedem Meißelschlag weiter öffnete. Ich ließ nicht locker und beendete mein Werk, indem ich die Bodenplatte zerstörte. Doch als meine Arbeiten vollendet waren, brach die Welt über meinem Haupt zusammen. Denn gleich mehrere Stimmen erklärten mir, was passiert war.

Kapitel 7

Der Keller

Mein Großvater, der den Keller meines Hauses erbaut hatte, konnte sich zu seinen Lebzeiten wahrscheinlich nicht vorstellen, welche Last er seinem Enkel auferlegen würde. Wobei ich heute der Meinung bin, dass meine Mutter Edith, als sie noch lebte, vermutlich annähernd dieselben Erfahrungen und Erlebnisse in diesem Haus gehabt hatte. Denn mir war bei den Räumungsarbeiten im Keller aufgefallen, dass in einem Koffer, der in einem der Kellerräume stand, ein Foto (welches das Haus im Rohbau-Zustand zeigte) lag. Außerdem befanden sich drei Strohsterne darin (es war ein Hobby meiner verstorbenen Mutter, diese herzustellen) und eine kleine Bibel lag auch aufgebahrt darin. Ich zweifelte an mir selbst. War dies ein Zufall, oder hatte meine Mutter diese Dinge selbst in diesen Koffer gelegt, um sich womöglich aus derselben Lage zu befreien, in der ich mich befand? Es mag für immer das Geheimnis meiner Mutter bleiben, die sich zu ihren Lebzeiten nie darüber geäußert hatte, aber sich in belanglosen Situationen immer überraschend eigenartig verhielt. Das waren die Anzeichen für mich, dass sie in einer ähnlichen Lage oder vielleicht derselben gewesen sein musste.

Mein Zustand verschlimmerte sich immer mehr, indem sich nicht nur meine Gedanken veränderten, sondern auch meine Wahrnehmung der Umgebung. Meine Wahrnehmung vermischte sich mit der Realität so, dass ich nicht mehr unterscheiden konnte, ob meine Umgebung und meine Weltanschauung Wahn oder wirklich waren. Denn ich konnte mich plötzlich nicht mehr frei bewegen. Das hieß im Klartext, ich wurde zu einer Marionette in meinem Haus und meiner Umgebung. Ich war völlig von den Socken, denn meine imaginäre Person wucherte derartig in mir, dass sie mein gesamtes Leben beeinflusste. Und nicht nur das, es wurden nämlich aus *einer* imaginären Person plötzlich mehrere Personen, die mir nicht nur Befehle gaben, sondern mir auch Geschichten über mein zukünftiges Leben erzählten. Anfangs schenkte ich diesen Geschichten keine Bedeutung, da mein Verstand überwiegte und ich mich an die reale Weltanschauung klammerte. Aber ich sollte schon bald eines Besseren belehrt werden, denn in den darauf folgenden Monaten beziehungsweise Jahren sollten diese Geschichten wahr werden. Ich wusste nicht, ob ich von Geistern oder Seelen umgeben war oder mir meine Fantasie einen katastrophalen Streich spielte. Das Eigenartige war, dass noch eine Fantasiewelt in meinem Kopf, die im Keller meines Hauses, über mich hereinbrach und Stück für Stück real wurde. Die Tage meines Daseins wurden nicht mehr zum Erlebnis, sondern zu Wegpunkten oder besser gesagt zu Etappenzielen, die ich mehrfach am Tag erreichte. Denn mir waren im Keller meines Hauses mein aktives Leben und meine Zukunft dargelegt worden. Ich dachte mir, ich wäre völlig verrückt geworden. „Das kann doch alles nicht eintreffen!“, sagte ich zu mir selbst. Aber es kam alles so auf mich zu, wie es mir meine imaginären Personen prophezeit hatten. Mein alltägliches Leben wurde von nun an noch mehr zur Qual. Ich konnte keinen Gegenstand mehr in meinen Händen halten, ohne ein Déjà-vu-Erlebnis zu haben. Ich hatte täglich etwa dreißig davon! Die Leichtigkeit des Lebens ging in mir unter und so durchlebte ich ein Déjà-vu um das andere. Ich war nicht nur am Boden zerstört, sondern mein Zustand fühlte sich an, als wäre ich unter einer Eisplatte gefangen. Und ich konnte mich nicht mehr aus eigener Kraft befreien. Der Trance-Zustand, in dem ich mein Leben wahrnahm, wurde mir jeden Tag zum Verhängnis. Ich hatte das Gefühl Verantwortung für die ganze Welt zu tragen. Ab diesem Zeitpunkt konnte ich die Nachrichten im Fernsehen oder jegliches Programm nicht mehr ertragen. Ich konnte mich nicht mehr von all den schrecklichen Meldungen via TV distanzieren, weil ich von meinen imaginären Personen eingegeben bekam, ich sei persönlich dafür verantwortlich und außerdem trafen immer wieder Dinge ein, die ich zuvor gesehen hatte. Ich kam mir vor, als wäre ich von einer göttlichen Hand gestreift worden, nur mit dem Unterschied, dass ich nicht mehr davon los kam. Diese Eingebungen und Visionen überfluteten mich, als würde diese Welle die Brandung nie erreichen.

Es kam zu einem Vorfall in meinem Haus, der sich im Keller abspielte und welcher die Tragweite meiner Visionen zeigen sollte. Die Räumungsarbeiten im Keller gingen einigermaßen gut voran, aber es wurde von Tag zu Tag schlimmer für mich, denn meine eingebildeten imaginären Kräfte zeigten ihre Wirkung immer mehr. Ich konnte nicht einmal mehr die Kraft aufwenden eine Schaufel in der Hand zu halten und das Erdreich aus dem Keller zu schaffen. Ich war von meiner Gefühlswelt so eingebunden – im negativen Sinne –, dass ich mir einbildete, meine Füße stünden mitten auf einem Schlachtfeld und ich würde die Schlacht mit meiner eigenen Kraft, die mir noch verblieb, wieder eröffnen und damit die toten und schreienden Seelen der Soldaten auf mich übertreten lassen. Ich war hilfloser denn je. Es hätte mir nämlich keiner Glauben geschenkt, wenn ich diesen Teil meiner Geschichte jemandem erzählt hätte. Doch Einbildung alleine war es nicht. Ich wusste durch Erzählungen und ein Mahnmal auf dem benachbarten Grundstück, dass an dieser Stelle zu Napoleons Zeiten eine Schlacht gewütet hatte.

Ich war so tief gesunken, dass ich mir einbildete, die Toten würden auf mich einreden und mir meine Lebensenergie entziehen. So endete die Arbeit im Keller schlagartig für mich, da mir beim Betreten der ersten Kellerstufe meine Kraft entzogen wurde. Ich konnte mich bis dato an keinen Tag zurückerinnern, an dem ich von morgens bis abends keine psychotischen oder imaginären Zustände gehabt hatte. Ich konnte keinen Sinn darin sehen, dass mir meine imaginären Personen meinen zukünftigen Lebensweg darlegten und ich nur diesen mir bestimmten Weg gehen konnte. Die Déjà-vu-Erlebnisse konnte ich mir erklären, doch sie jeden Tag in ihrer Vielzahl zu ertragen, war selbst mir zu viel. Ich suchte nach einem Ausweg oder besser gesagt nach der Flucht nach vorne, um den negativen Kräften zu entgehen und die Sonne für mich wieder einmal aufgehen zu lassen. So ergriff ich die Chance eine Segelreise in die Karibik mitzumachen, um einen Platz auf dieser Erde zu finden, wo selbst ich mit einer Leichtigkeit wieder aufleben konnte. Doch ich unterschätzte nicht nur meine Lage, sondern auch meinen Zustand, denn schon am Anreisetag in St. Lucia musste ich erkennen, dass sich meine Empfindungen gegenüber der Außenwelt ins Negative veränderten. Ich empfand einen Druck auf meinen Körper niedergehen, der so mächtig war, dass ich nicht genug Kraft aufwenden konnte, mich diesem zu widersetzen. Meine innere Stärke verflog wie ein Samenkorn, das vom Wind getragen wird. Ich war so benebelt von der imaginären Kraft, dass meine Mitreisenden es zwar bemerkten, aber mich in meiner Blindheit alleine ließen. So wurde jeder Tag der Reise zur Qual für mich. Was konnte so kräftig und mächtig von außen auf mich einwirken, dass ich eine solche Leere und Kraftlosigkeit in mir verspürte?, fragte ich mich. Natürlich bekam ich auch gleich die Antwort darauf durch meine imaginären Personen. Sie sagten: „Du bist zu nahe am Dreieck!“ Welches Dreieck? Und da überwog wieder mein Verstand. Es schoss mir ein wie ein Pfeil, der einen Apfel durchstößt. Gemeint war das Bermuda-Dreieck, in dessen unmittelbarer Nähe wir uns laut Aussage unseres Skippers befanden. Ich konnte mir zwar erklären, dass die Kraft des Bermuda-Dreiecks auf mich einwirkte, aber ich war ihr hilflos ausgeliefert. So wünschte ich mir, ich wäre nie an diesem, für mich so schmerzlichen Ort gelandet. Ich konnte sie nur über mich ergehen lassen, diese sechzehn Tage in der Karibik, nahe dem Bermuda-Dreieck.

Als ich wieder zu Hause war in meiner kleinen, ach so großen Welt, wurde es nicht besser. Es ging Schlag auf Schlag! Die Firma, in der ich so gerne gearbeitet hatte, meldete Konkurs an und ich verlor dadurch den einzigen Halt in meinem Leben außer meiner Familie. Und selbst diese konnte mir nicht mehr helfen, denn die Krankheit hatte ihren Höhepunkt erreicht und nahm ihren Lauf.

Kapitel 8

Die Krankheit

Ich wusste schon längere Zeit, dass etwas mit mir nicht stimmte, aber dass nach dem letzten Tag meiner Arbeit alles zusammenbrechen würde, damit hatte nicht mal ich gerechnet. Ich verlor nicht nur jegliche körperliche Kraft, sondern auch meine Sprache. Ich konnte keinen sinnvoll zusammenhängenden Satz mehr artikulieren. Äußere Reize jeglicher Art, Geräusche oder von anderen gesprochene Worte, überfluteten mich wie eine Welle und ich konnte mich nicht mehr abgrenzen. Für mich steckte in jedem Wort oder Satz eine tiefsinnige Bedeutung, die ich gedanklich zu lösen versuchte, aber eine Lösung habe ich nie gefunden, trotzdem versuchte ich es wieder und wieder. So kam es, dass meine Gedanken zu kreisen begannen und immer und immer um ein Wort. Heute war es das Wort „Teufel", morgen war es „Leben", übermorgen sonst ein banales Wort. Ich war so verwirrt in meinen Gedankengängen, dass ich den Anfang eines Gedankens nicht mehr vom Ende unterscheiden konnte. Es kam so weit, dass ich vor meinen eigenen Gedanken Angst hatte. Ich konnte zwischen richtigen und falschen Gedanken nicht mehr unterscheiden und jeder, dem ich es zu erklären versuchte, meinte nur, es würde sich alles im Kopf abspielen. Ja, das war mir klar, aber dass einiges oder vieles davon wahr wurde, war mein Verhängnis. Mein Zustand war so verwirrend, dass meine Wahrnehmung eine gespaltene Umgebung erkennen musste und zudem kamen noch meine Visionen, die ich mit mir herumschleppte, aber niemandem preisgeben wollte.

Im Mai 2003 bekam ich Besuch von meiner Stiefmutter Marianne. Ich redete nicht lange um den heißen Brei herum und versuchte ihr meine katastrophale Lage darzulegen. Trotz ihres Versprechens nichts zu unternehmen, unternahm sie alles um mir zu Hilfe zu kommen. Ich hatte nach über drei Jahren mein Schweigen gebrochen und erhielt jetzt die nötige Hilfe, indem ich in die Psychiatrie eingeliefert wurde. Der Schock saß ziemlich tief bei mir – ich in einer psychiatrischen Klink –, aber es ging nicht mehr anders. Meine Wirklichkeit war so weit von der Realität entfernt, dass ich mir meine eigene Welt aufgebaut und in dieser gelebt hatte. Diese war nicht geprägt von Aggressionen, sondern in mir wucherte die Angst. Sie war so übermächtig, dass ich vor jedem Menschen Angst hatte. Ich bildete mir ein, ich verspüre die Angst einer Person mir gegenüber. Ich habe wahrscheinlich auf andere Menschen gewirkt wie eine tickende Zeitbombe, die jeden Moment explodieren konnte.

Nach der ersten Untersuchung des Ärzteteams stand die Diagnose „paranoide Schizophrenie“ fest. Mir wurde gesagt, dass ich wie ein Diabetiker wäre, nur mit dem Unterschied, dass mein Gehirn würde zu viel Dopamin produzieren und daher eine Überflutung von Reizen wahrnehmen würde. Diese Aussage reichte mir nicht, denn ich hatte nicht nur eine Reizüberflutung, sondern auch eine Geschichte zu erzählen, aber ich konnte zu dieser Zeit nur noch Bruchstücke davon rekonstruieren. Meine Worte, die ich dem Ärzteteam mitteilen wollte, verliefen wie meine Gedanken im Kreis, ohne Anfang und Ende. Meine Gliedmaßen verweigerten mir den Dienst. Es war, als ob ein Mantel der Angst mich einhüllte und mich von der Realität abgrenzte. Die Angst zeigte sich so, dass ich mich bei meinem Gegenüber verbal zu verteidigen versuchte. Dabei gab es nicht einmal einen Grund um sich in eine schützende Position zu stellen. Aber ich trug Ängste in mir, die ich keinem beschreiben konnte. Zudem hatte ich die Eingebungen über mein fortlaufendes Leben, die sich plötzlich in Déjà-vu-Erlebnisse verwandelten. Dinge, die mir in der Vergangenheit erzählt worden waren, geschahen in der Realität beziehungsweise in der Gegenwart wirklich. Und es waren keine Ereignisse von großer Wichtigkeit, sondern die einfachsten Dinge des Leben, wie beispielsweise die Voraussage, ich würde eine orangefarbene Kaffeetasse geschenkt bekommen. Und es kam so!

Ich hatte zu diesem Zeitpunkt etwa zwanzig bis dreißig Déjà-vu-Erlebnisse am Tag. Die Ärzte meinten, das sei das Krankheitsbild und man wisse nicht, wie es sich entwickeln würde. Meine einzige Hoffnung war, dem ganzen irgendwie zu entgehen um so ein normales Leben zu führen. Es war mein größter Wunsch, nicht mehr abseits der Realität zu stehen. Ich ließ den Aufenthalt in der Psychiatrie über mich ergehen und folgte den Anweisungen der Ärzte, die mich auf ein Medikament einstellten. Doch jetzt hatte ich noch ein Problem. Das Neuroleptikum zeigte seine Wirkung, indem ich hundemüde war und nur noch eines im Sinn hatte, nämlich zu schlafen. Doch meine Lebenslage verbesserte sich dadurch nicht.

Nach etwa zwei Wochen wurde ich entlassen, aber es hatte sich zwischenzeitlich noch keine Besserung eingestellt. Mein damaliger Arzt sagte mir, dass ich jederzeit in die Klink kommen könnte, wenn es mir wieder schlechter ging. Doch meine Lage sah so aus, dass ich meiner Ansicht nach in einem dauerhaft schlechten Zustand war und mich das Medikament noch dazu schläfrig machte. Ich kam in den Krankenstand, wo ich aus dem Bett nicht mehr heraus kam. Ich schlief dreizehn bis vierzehn Stunden täglich, manchmal auch achtzehn Stunden. Die Zeit, in der ich wach war, nützte ich um zu essen und mich zu waschen. Für mehr hatte ich nicht die Kraft und außerdem fehlte mir die nötige Ausdauer dazu. Ich konnte nicht mal mehr den Fernseher einschalten, so groß war meine Angst. Denn ich glaubte, ich würde in den Nachrichten wieder einmal ein Ereignis sehen, welches mir eingegeben wurde. Ich wollte den Déjà-vu-Erlebnissen entgehen, aber das ging nicht, denn jeder Handgriff, den ich machte, löste ein solches aus.

Ein Déjà-vu war mit der Zeit für mich kein erschreckendes Erlebnis mehr, sondern ein Wegpunkt, den ich beim Durchschreiten meiner Krankheit oder meines Lebensweges passierte. Es kam alles so, wie es mir von meinem imaginären Freund eingegeben worden war. Aber ich konnte es nicht neutral oder gar positiv auf mich einwirken lassen. Jedes Ereignis, welches auch immer eintraf, traf mich negativ. Negativ heißt, ich bekam es mit der Angst zu tun. Ich überschlug mich vor Furcht in mir selbst und so zog ich mich immer mehr in mein PUPPENHAUS zurück. Ich funktionierte wie eine Marionette, die von ihrem Puppenspieler durch feine Fäden bewegt wird. Nur wer diese Fäden zog, das wusste ich nicht. Ich kam in den Glauben, dass verschiedene Menschen, die Esoterik zu ihrem Lebensinhalt gemacht hatten, daran schuld seien, dass ich in diesen katastrophalen Zustand geraten und ihm hilflos ausgeliefert war. Ich konnte mir selber nicht mehr helfen und meine Angehörigen schon gar nicht. Sie waren genau so hilflos mir gegenüber wie ich selbst.

Doch ich trieb mich eigenartigerweise von einem Tag zum nächsten um die Hoffnung auf Besserung nicht sterben zu lassen. Meine Lebenslage sollte in dieser Art etwa weitere drei Jahre andauern. Es war der blanke Horror, denn nach außen hin verhielt ich mich relativ normal meinen Mitmenschen gegenüber, aber innerlich kochte mein Blut!

KAPITEL 9

Die Besserung

Es verging Tag um Tag, aus einem Tag wurde eine Woche, aus einer Woche wurde ein Monat, aus einem Monat ein Jahr und aus einem Jahr wurden nahezu vier Jahre, in der sich keine Besserung meines Zustandes einstellte. Ich ging phasenweise arbeiten um meinem Umfeld einen geregelten Tagesablauf darzulegen. Es war immer wieder unglaublich schwer für mich, in eine neue Firma einzutreten und dort mein täglich Brot zu verdienen. Denn ich wusste bei Beginn einer neuen Arbeit schon um das Ende, sprich die Kündigungsphase. Und dazwischen war jeder Tag eine Qual für mich. Ich war wie ein Gefangener in mir selbst. Dazu kam, dass ich jegliches Gefühl in mir und für meine Umwelt verloren hatte. Ich tänzelte von einer Aktion zur nächsten Reaktion und glaubte eine Lösung für meinen erdrückenden Zustand zu finden. Es lief immer genau so ab, wie es mir mein geistiges Auge am Anfang vorgemacht hatte. Egal, ob mir die Kündigung ausgesprochen wurde oder ich meine Kündigung vorlegte, ich kannte das Ende in dieser und jener Firma. Ich konnte den noch so fleißigen und netten Angestellten in der Firma spielen, das Ende war unvermeidbar!

Ich hatte nichts mehr in mir, kein positives Gefühl, keine positiven Eindrücke, es zog alles an mir vorbei wie auf einer 35 mm Filmrolle. Es dauerte, vom Tod meiner Mutter gerechnet, bis ich mich in die Richtung entwickelt hatte, mein Haus zu verkaufen und den Schritt zu einem neuen Anfang zu wagen, etwa 8 Jahre. Und dies sollte, rückwirkend gesehen, mein erster positiver Schritt sein, um in die normale Realität zurückzukehren und die einfachsten Dinge zurück zu gewinnen. Es kam alles nach der Reihe. Zuerst verkaufte ich mein Haus an meinen Onkel, der mir in meiner Krankheitszeit all die Tage Mut gemacht hatte. Dann zog ich in eine Wohnung, die mir von meinem imaginären Freund gezeigt worden war und fand dort all die Dinge, die mir so gefehlt hatten Die Wohnung befand sich keine fünfhundert Meter von meinem Grund und Boden. Ich habe mir geschworen, dass ich dieses Haus zu meinen Lebzeiten nicht mehr betreten würde! Denn ich kam in den Glauben, dass dieses Haus eine derartige Wirkung auf mich hatte, dass ich mich nur befreien konnte, indem ich es hinter mir ließ. Doch es sollte ein Irrglaube sein, denn es gehörte nur wie ein Baustein zu meiner Geschichte dazu, dass ich es verkaufte. Aber dass ich mich aus dem Wahn meiner Geschichte befreit hatte, das sollte seine Richtigkeit behalten. Ich hatte die Vergangenheit und deren Erlebnisse jetzt nur noch im Kopf. Ich konnte mich nicht davon lösen, denn es flackerte in mir immer wieder hoch. Trotz der vielen Therapien in den letzten drei Jahren, nach Erstellen der Diagnose Schizophrenie, konnten mir diese nicht helfen. Da lag es nahe ein Buch zu schreiben, um meine Geschichte festzuhalten und mich gleichzeitig davon zu lösen. Während ich die ersten Sätze formulierte und es von Seite zu Seite mehr wurde, merkte ich, dass sich ein roter Faden durch meine Geschichte zog. Und ich hoffte auch dem Grund der Krankheit auf die Spur kommen. Der ist vermutlich so unglaublich wie meine Geschichte an sich. Ob der Verlauf der Krankheit auch für andere so zutrifft, die dieselben Symptome zeigen? Es tut mir Leid, diese Frage kann ich nicht beantworten. Für meinen Fall spielte es sich so ab.

Es war mittlerweile August 2007. Ich hatte einen Termin beim Zentrumsleiter des Heimes in dem meine verstorbene Mutter Edith gearbeitet hat. Ich wollte, für die Unterstützung eines Projektes von psychisch Erkrankten Menschen in Österreich werben. Doch das wurde im Laufe des Gespräches zwischen uns Beiden zur Nebensache, denn er bot mir eine Beschäftigung in der Verwaltung des Heimes an. Ich hatte dafür keine dirkete Ausbildung, aber dieses Angebot war so verlockend für mich, dass ich es ohne zu zögern annahm.

Ich begann am darauf folgenden Wochenbeginn, meine Arbeit in dem Heim bzw. in den Mauern, wo meine Mutter Edith zu ihren Lebzeiten gearbeitet hat. Seit diesem Tag wichen meine imaginären Erlebnisse von mir und mittlerweile ein halbes Jahr schon. Ich nehme nach wie vor ein Medikament ein, dass meine psychotischen Zustände eindämmt. Doch der Weg hat mir gezeigt das es neben der medikamentösen Behandlung auch einen Platz für mich im Leben und der Realität in der wir leben, gibt

Heute kann ich es kaum glauben. War es Realität oder Wahn, in dem ich fast ein Drittel meines Lebens verbrachte? Ich denke mir heute, dass keiner meiner Mitmenschen an meiner so qualvollen Lebensphase Schuld ist, aber jeder spielt seine Rolle, wie in einem Theaterstück. Bis der Vorhang fällt!

GOD BLESS YOU!!!

By Mario Tomaschek

Mario Tomaschek

wurde 1977 in Schärding geboren und wuchs in der kleinen Gemeinde Engelhartszell auf. Er schloss seine schulische Ausbildung ab und erlernte den Beruf des Flachdruckers. Selbst an paranoider Schizophrenie erkrankt, schrieb er seine Geschichte in dem Buch „Das Puppenhaus“ nieder. Mario Tomaschek lebt heute noch in diesem, seinem Umfeld.

mario.tomaschek@gmail.com

Ich will einfach nur leben

Kathy B.

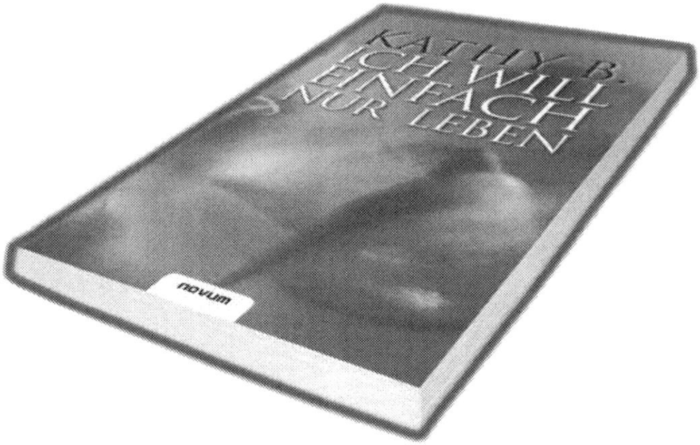

Katrin ist noch nicht einmal vierzig, als sie an Krebs erkrankt. Eine Unterleibsoperation rettet ihr Leben, die anschließende Chemo-Therapie heilt den Krebs aus. Doch damit ist der Leidensweg noch nicht vorbei. Im Gegenteil, er beginnt erst. Unerklärliche Schmerzen im ganzen Körper, plötzliche Lähmungen, Schwächeanfälle prägen in der darauffolgenden Zeit das Leben der jungen Frau.
Auf der Suche nach Hilfe wird ihr von den teilweise ratlosen oder überforderten Ärzten schon bald ein psychisches Problem unterstellt, das schließlich sogar zur Einweisung in eine psychiatrische Anstalt führt ...

ISBN 978-3-85022-079-8 · Format 13,5 x 21,5 cm · 188 Seiten
€ (A) 16,90 · € (D) 16,40 · sFr 30,10

Unendlich lange Nächte

Eva Engelmaier

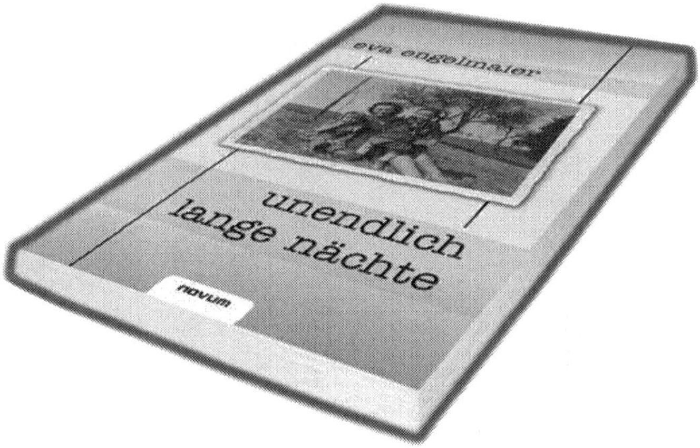

Der Vater Alkoholiker, die Mutter paranoid-schizophren – in einer derart geprägten Umgebung wachsen sechs Kinder unter größten Entbehrungen und unvorstellbaren Gewaltausbrüchen der Eltern auf. Materiell und seelisch verwahrlost durchschreiten sie ihre Kindheit und müssen als Erwachsene mit dieser Vergangenheit im Kopf ihre Gegenwart meistern. Eva, das dritte der sechs Geschwister, erzählt, wie sie sich seit ihrer Kindheit mit ihren negativen Erfahrungen herumschlagen muss, wie sie versucht, ihr Leben trotz allem in den Griff zu bekommen und ein bisschen Glück zu erhaschen.

ISBN 978-3-85022-110-8 · Format 13,5 x 21,5 cm · 186 Seiten
€ (A) 16,90 · € (D) 16,40 · sFr 30,10

novum
VERLAG

Wogen der Kindheit

Anneliese Leitner

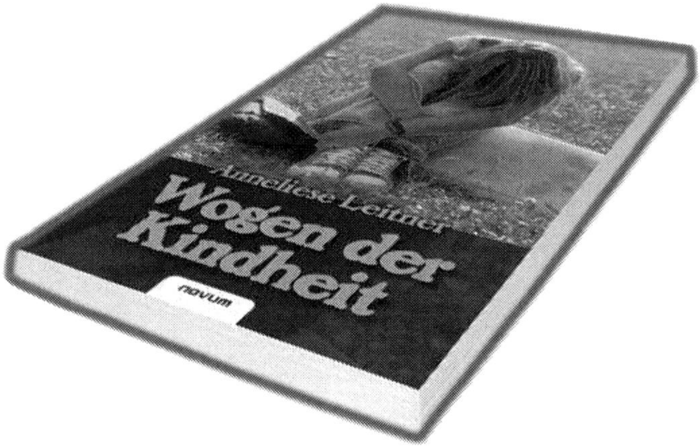

Als Bauernmädchen wächst Anna am Hof ihrer Eltern auf. In der Schule gilt sie als Außenseiterin, wird von den anderen Kindern nicht akzeptiert und immer nur gehänselt. Nach der Hauptschule entschließt sich Anna für ein Internat weit weg von zu Hause, um ganz neu anfangen zu können. Am Anfang scheint alles gut zu funktionieren ...

ISBN 978-3-85022-083-5 · Format 13,5 x 21,5 cm · 132 Seiten
€ (A) 15,90 · € (D) 15,50 · sFr 28,50

1458253R00053

Printed in Germany
by Amazon Distribution
GmbH, Leipzig